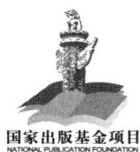

平乐正骨系列丛书

总主编 郭艳幸 杜天信

平乐正骨康复药膳

杜天信 郭艳幸 主编

16

PINGLE GUO'S
ORTHOPAEDIC

中国中医药出版社
·北京·

图书在版编目（CIP）数据

平乐正骨康复药膳 / 杜天信，郭艳幸主编 .—北京：中国中医药出版社，2018.12
（平乐正骨系列丛书）

ISBN 978 – 7 – 5132 – 4793 – 1

Ⅰ . ①平⋯　　Ⅱ . ①杜⋯ ②郭⋯　　Ⅲ . ①中医伤科学—食物疗法　　Ⅳ . ① R247.1

中国版本图书馆 CIP 数据核字（2018）第 044285 号

中国中医药出版社出版

北京市朝阳区北三环东路 28 号易亨大厦 16 层
邮政编码　100013
传真　010–64405750
保定市中画美凯印刷有限公司印刷
各地新华书店经销

开本 787×1092　1/16　印张 13.5　字数 272 千字
2018 年 12 月第 1 版　2018 年 12 月第 1 次印刷
书号　ISBN 978 – 7 – 5132 – 4793 – 1

定价　89.00 元
网址　www.cptcm.com

社 长 热 线　010–64405720
购 书 热 线　010–89535836
维 权 打 假　010–64405753

微信服务号　**zgzyycbs**
微商城网址　**https://kdt.im/LIdUGr**
官 方 微 博　**http://e.weibo.com/cptcm**
天猫旗舰店网址　**https://zgzyycbs.tmall.com**

如有印装质量问题请与本社出版部联系（010–64405510）

《平乐正骨系列丛书》编委会

《平乐正骨康复药膳》编委会

主　编　杜天信　郭艳幸

副主编　孙贵香　郭珈宜

编　委　（按姓氏笔画排序）

万　胜　牛伟刚　古建立　吕振超

刘　伟　刘旭东　刘朝圣　李　峰

吴官保　张　虹　张冀东　陈　哲

周　兴　胡方林　贾维丽　倪　佳

唐军平

主　审　何清湖

正骨医学瑰宝　造福社会民生（陈序）

　　平乐郭氏正骨，享誉海内外，是我国中医正骨学科的光辉榜样，救治了大量骨伤患者，功德无量，是我国中医药界的骄傲。追溯平乐正骨脉络，实源于清代嘉庆年间，世代相传，医术精湛，医德高尚，励学育人，服务社会，迄今已有220余年历史。中华人民共和国成立以后，平乐正骨第五代传人高云峰先生将其家传秘方及医理技术传于天下，著书立说，服务民众。在先生的引领下，1958年创建河南省平乐正骨学院，打破以往中医骨伤靠门内传授之模式，中医骨伤医疗技术首次作为一门学科进入大学及科学研究部门之殿堂，学子遍布祖国各地，形成平乐正骨系统科学理论与实践体系，在推动中医骨伤学科的传承与发展方面做出了重大的贡献。以平乐正骨第六代传人、著名骨伤科专家郭维淮教授为代表的平乐正骨人，更是不断创新、发展和完善，使"平乐正骨"进一步成为以理论架构完整、学术内涵丰富、诊疗经验独特、治疗效果显著等为优势的中医骨伤科重要的学术流派，确立其在中医骨伤科界的重要学术地位。由于平乐郭氏正骨的历史性贡献与影响，"平乐郭氏正骨法"于2008年6月被国务院列入国家第一批非物质文化遗产保护名录；2012年，"平乐郭氏正骨流派"被国家中医药管理局批准为国家第一批中医学术流派传承工作室建设单位。

　　《平乐正骨系列丛书》从介绍平乐正骨的历史渊源、流派传承等发展经历入手，分别论述了平乐正骨理论体系、学术思想、学术特色及诊疗特色，包括伤科"七原则""六方法"，平乐正骨固定法、药物疗法、功能锻炼法等。此外，还生动论述了平乐正骨防治结合的养骨法、药膳法，以及平衡思想等新理念、新思路和新方法，囊括了平乐正骨骨伤科疾病护理法及诊疗规范，自成一体，独具特色。从传统的平乐正骨治伤经典入手，由点及面，把平乐正骨的预防规范、诊疗规范、护理规范、康复规范等立体而全面地呈献给社会，极具实用性及科学性。该书集我国著名的骨伤科学术流派——平乐正骨之大成，临床资料翔实、丰富、可靠，汇聚了几代平乐正骨人的心血，弥足珍贵。

该书系从预防入手，防治结合，宗气血之总纲，守平衡之大法，一些可贵的理论或理念第一次呈献给大家，进一步丰富、发展了平乐正骨理论体系，集理、法、方、药于一体，具有较强的系统性、创新性、实用性和科学性，丰富和完善了中医骨伤疾病诊疗体系，体现了平乐正骨中西并重、兼收并蓄、与时俱进的时代性和先进性。该书既可供同行参考学习，寓教于学，也可作为本学科的优秀教材。

随着世界医学的发展、人类疾病谱的变化，以及医学科学技术的进步，人们更加关注心理因素和社会因素对于疾病的影响，更加关注单纯医疗模式向"医疗、保健、预防"综合服务模式的转变。在为人民健康服务的过程中，平乐正骨始终坚持以患者需求为本，疗效为先，紧紧围绕健康需求，不断探索、创新与发展。今天，以杜天信院长及平乐正骨第七代传人郭艳幸教授为代表的平乐正骨人，秉承慎、廉、诚之医道医德，弘扬严谨勤勉之学风，继承发扬，严谨求实，博采众长，大胆创新，在总结、继承、更新以往学术理论和临床经验的基础上，对平乐正骨进行了更深层次的挖掘、创新，使得平乐正骨从理论到实践都进一步取得了重大突破。

纵观此系列丛书，内涵丰富，结构严谨，重点突出，实用性强，体现了"古为今用，西为中用"和中医药学辨证论治的特点，可以为中医骨伤科学提供重要文献，为临床医师提供骨伤科临床诊疗技术操作指南，为管理部门提供医疗质量管理的范例与方法，为从业者提供理论参考标准和规范，为人民大众提供防治疾病与养生的重要指导。

我深信此套丛书的出版，必将对中医骨伤科学乃至中医药学整体学术的继承与发展，做出新的贡献，是以为序。

陈可冀

中国科学院资深院士

中国中医科学院首席研究员

2018 年元月于北京西苑

继往开来绽新花（韦序）

受平乐郭氏正骨第 7 代传人、国家级非物质文化遗产项目中医正骨疗法（平乐郭氏正骨法）代表性传承人郭艳幸主任医师之邀，为其及杜天信教授为总主编的《平乐正骨系列丛书》做序，不由得使我想到了我的母校——河南平乐正骨学院，如果不是受三年自然灾害影响，今年就是她的"花甲之年"。

1955 年冬天，平乐郭氏正骨第 5 代传人高云峰先生到北京参加全国政协会议，当毛泽东主席见到高云峰时，指着自己的胳膊向她说："就是这里折了，你能接起来吗？现在公开了，要好好培养徒弟，好好为人民服务！"毛主席的教导，给予高云峰先生多么大的鼓舞啊。她回到洛阳孟津平乐家中，不久就参加了工作，立下了要带好徒弟，使祖传平乐郭氏正骨技术惠及更多患者的决心。

在党和政府的关怀、支持下，于 1956 年 9 月成立了河南省平乐正骨医院（河南省洛阳正骨医院的前身），这是我国最早的一家中医骨伤专科医院，高云峰先生为首任院长。平乐郭氏正骨也因其技术优势与特色在全国产生了巨大影响，《河南日报》《健康报》《人民日报》为此做了相继报道，平乐郭氏正骨医术被誉为祖国医学宝库中的珍珠（见 1959 年 10 月 17 日《健康报》）。

1958 年，为进一步满足广大人民群众对医疗保健事业日益增长的需求，把中医正骨医术提高到新的水平，经国家教育部和河南省政府有关部门批准，在平乐正骨医院的基础上，由高云峰先生主持成立了我的母校河南平乐正骨学院——全国第一所中医骨科大学，高云峰先生任院长。平乐正骨学院的成立，开辟了中医骨伤现代教育的先河，为中医骨伤科掀开了光辉灿烂的历史篇章，使中医骨伤由专有技术步入了科学的殿堂。高云峰先生是我国中医骨伤高等教育当之无愧的开拓者和奠基人。新中国成立后，中医骨伤的骨干力量由此源源不断地输送到祖国各地，成为各省公立医院骨伤科或学院骨伤系的创始人及学术带头人。因此，河南平乐正骨学院被学术界誉为中医骨伤的"黄埔军校"。同时，在学术界还有"平乐正骨半天下"的美誉。

1960 年 9 月上旬，我第一次乘火车，在经过两天两夜的旅程后，来到了位于洛阳市白马寺附近的河南平乐正骨学院，被分在本科甲二班，这个班虽然仅有 19 名学生，却是来自国内 14 个省、市、自治区的考生或保送生。日月如梭，50 多年前的那段珍贵的经历令我终生难忘，我带着中医骨伤事业的梦想从平乐正骨学院启航，直到如今荣获"国医大师"殊荣。

经过几代平乐正骨人的不懈努力，平乐正骨弟子遍及海内外，在世界各地生根、发芽、开花、结果，为无数患者带来福祉。如今的平乐正骨流派已成为枝繁叶茂的全国最大最具影响力的学术流派之一，河南省洛阳正骨医院也已成为一所集医疗、教学、科研、产业、康复、文化于一体的具有 3000 多张床位的三级甲等省级中医骨伤专科医院。站在新时代的起点，发展和创新平乐正骨、恢复高等教育是新一代平乐正骨人的肩负使命，也是我和其他获得平乐郭氏正骨"阳光雨露"者的梦想和愿望。

《平乐正骨系列丛书》共约 700 余万字，含 18 个分册，包含《平乐正骨发展简史》《平乐正骨史话》《平乐正骨基础理论》《平乐正骨平衡学》《平乐正骨常见病诊疗规范》《平乐正骨诊断学》《平乐正骨影像学》《平乐正骨骨伤学》《平乐正骨筋伤学》《平乐正骨骨病学》《平乐正骨手法学》《平乐正骨外固定法》《平乐正骨药物治疗学》《平乐正骨养骨学》《平乐正骨康复药膳》《平乐正骨康复法》《平乐正骨护理法》《平乐正骨骨伤常见疾病健康教育》等，是对 220 余年平乐正骨发展成果与临床经验的客观总结，具有鲜明的科学性、时代性和实用性。此套丛书图文并茂，特色突出，从平乐正骨学术思想到临床应用等，具体翔实地介绍了平乐正骨的诊疗方法和诊疗特色。平乐正骨有高等院校教育的过去和今天的辉煌，将来也必然能使这段光荣的历史发扬光大，结出累累硕果。《平乐正骨系列丛书》是中医骨伤从业者难得的一套好书，也是中医骨伤教学的好书，特别适用于高等医药院校各层次的本科生、研究生阅读。

特为此序！

韦贵康
国医大师
世界手法医学联合会主席
广西中医药大学终身教授
2018 年 6 月

百年正骨 承古拓新（孙序）

在河洛文化的发祥地、十三朝古都洛阳，这块有着厚重历史文化底蕴的沃土上，孕育成长着一株杏林奇葩，这就是有着 220 余年历史、享誉中外的平乐郭氏正骨。自郭祥泰于清嘉庆元年（1796）在平乐村创立平乐正骨以来，其后人秉承祖训，致力于家学的发展与创新，医术名闻一方。1956 年，平乐正骨第五代传人高云峰女士，在毛泽东主席的亲切勉励下，带领众弟子创办了洛阳专区正骨医院，1958 年创建平乐正骨学院，1959 年创建平乐正骨研究所，并自制药物为广大患者服务，使平乐正骨于 20 世纪 50 年代末即实现了医、教、研、产一体化，学子遍及华夏及亚、欧、美洲等地区和国家，成为当地学科的带头人和骨干力量，平乐正骨医术随之载誉国内外，实现了由医家向中医著名学术流派的完美转型。平乐郭氏正骨第六代传人郭维淮，作为首届国家级非物质文化遗产传承人，带领平乐正骨人，将平乐郭氏正骨传统医术与现代科学技术结合，走创新发展之路，使平乐郭氏正骨以特色鲜明、内涵丰富、理论系统、疗效独特等为优势，为"平乐正骨"理论体系的形成奠定了坚实的基础，为中医骨伤科学的发展做出了重要贡献。

《平乐正骨系列丛书》全面介绍了国家非物质文化遗产——平乐郭氏正骨的内容，全方位展现了平乐正骨的学术思想和特色。丛书包含 18 个分册，从介绍平乐正骨的历史渊源、流派传承等情况入手，分别论述了平乐正骨学术思想、学术特色、理论体系及诊疗特色，尤其是近年理论与方法的创新，如"平衡思想""七原则""六方法"等。丛书集 220 余年平乐正骨学术之精华，除骨伤、骨病、筋伤等诊疗系列外，还涵盖了平乐正骨发展史、基础理论、平衡学、正骨手法、固定法、康复法、护理法等，尤其是体现平乐郭氏正骨防治结合思想的养骨法、药膳法和健康教育等，具有鲜明的时代特点，符合现代医学的预防－医学－社会－心理之新医学模式，为广大患者带来了福音。

统观此丛书，博涉知病、多诊识脉、屡用达药，继承我国传统中医骨伤科学之精华，结合现代医学之先进理念，承古拓新，内容丰富，实用性强，对骨伤医生及研究者有很好的指导作用。全书自成一体，独具特色，是一套难能可贵的好书。

《平乐正骨系列丛书》由洛阳正骨医院、郑州骨科医院、深圳平乐骨伤科医院等平乐正骨主要基地的百余名专家共同撰著，参编专家均为长期工作在医、教、研一线，临床经验丰富的平乐正骨人；临床资料翔实、丰富、可靠，汇聚了几代平乐正骨人的心血，弥足珍贵。

叹正骨医术之精妙，殊未逊于西人，虽器械之用未备，而手法四诊之法既精，则亦足以赅括之矣。愿此书泽被百姓，惠及后世。

中华中医药学会副会长

中华中医药学会骨伤专业委员会主任委员

中国中医科学院首席专家

2018 年 3 月

施　序

　　"平乐正骨"是我国中医骨伤学科著名流派之一，被列为国家级非物质文化遗产，发祥于我国河南省洛阳市孟津县平乐村，先祖郭祥泰自清代创始迄今已历七代，相传220余年，被民众誉为"大国医""神医"，翘楚中华，饮誉海内外。中医药学是一个伟大宝库，积聚了历代医家深邃的创新智慧、理论发明和丰富的临证经验。在如此灿若星河的中医药发展历史画卷中，"平乐正骨"俨然是一颗熠熠生辉的明珠。"洛阳春色擅中州，檀晕鞓红总胜流。"近220余年来，西学东进，加之列强欺凌，包括中医药在内的我国优秀民族传统文化屡遭打压。然而，"平乐正骨"面对腥风血雨依然挺立，诚为奇葩。我国中医骨伤同道在引以为傲的同时每每发之深省，激励今日之前行。

　　"平乐正骨"自先祖郭祥泰始，后经郭树楷、郭树信相传不辍，代有建树，遂形成"人和堂""益元堂"两大支系。郭氏家族素以"大医精诚"自励，崇尚"医乃仁术"之宗旨，坚持德高济世、术优惠民为己任之价值取向和行为规范，弘扬"咬定青山不放松，立根原在破岩中。千磨万击还坚劲，任尔东西南北风"的创业精神，起废除伤、病愈膏肓、妙手回春等众多轶事传闻誉溢乡里域外，不绝于耳。"平乐正骨"植根民众，形成"南星""北斗"之盛况经久不衰。中华人民共和国成立后的60多年来，在中国共产党的中医政策指引下，更是蓬勃发展。在第五代传人高云峰女士和第六代传人郭维淮教授的推进下日臻完善，先后建立了公立洛阳正骨医院、平乐正骨学院、河南省平乐正骨研究所。河南省洛阳正骨医院以三级甲等医院的规模和医疗品质，每年吸引省内外乃至海外数以百万计的骨伤患者，为提升医院综合服务能力，他们积极开展中西医结合诊疗建设，不断扩大中医骨伤治疗范围和疗效水平。平乐正骨学院及以后的培训班为国家培育了数千名优秀骨伤高级人才，时至今日，他们中的大多数已成为我国中医骨伤科事业的学科带头人、领军人才或著名学者。改革开放以来，在总结临床经验的同时，引入现代科技和研究方法，河南省洛阳正骨研究所获得多项省和国家重大项目资助，也获得多项省和国家科技奖项，在诸多方面为我国当代中医骨伤事业发展做出了重大贡献，河南省洛阳正骨医院也被国家列为部级重点专科和全国四大基地之一。"天行健，君子以自强不息"，郭氏门人始终在逆境中搏击，在成功中开拓。以"平乐正骨"为品牌的洛阳正骨医院，在高云峰等历届院长的带领下，成功地将"平乐正骨"由民间医术转向中医现代化的诊疗体系，由传统医技转向科技创新的高端平台，由单纯口授身传的师承育人模式转向现代学校教育制度的我国高等中医骨伤人才培养的摇篮，从而实现了难能可贵的历史跨越。中医药事业的发展应以"机构建设为基础，人才培养为关键，学术发展为根本，科学管理为保障"，这是 20 世纪 80 年代国家中医药管理局向全国提出的指导方针，河南省洛阳正骨医院的实践和成功无疑证实了其正确性，而且是一个先进的范例。

牡丹为我国特产名贵花卉，唐盛于长安，至宋已有"洛阳牡丹甲天下"之说，世颂为"花王"。刘禹锡《赏牡丹》诗曰："庭前芍药妖无格，池上芙蕖净少情。唯有牡丹真国色，花开时节动京城。""平乐正骨"正是我国中医药百花园中一株盛开不衰的灿烂花朵，谨借此诗为之欢呼！

继承创新是中医药事业振兴的永恒主题。在流派的整理与传承中，继承是前提、是基础。"平乐正骨"以光辉灿烂的传统文化为底蕴，有着丰富的学术内涵和独具特色的临证经验。其崇尚"平衡为纲，整体辨证，筋骨并重，内外兼治，动静互补"的学术思想，不仅是数代郭氏传人的经验总结，而且也充分反映了其哲学智慧，从整体上阐明了中医药特色优势在"平乐正骨"防治疾病中的运用。整体辨证是中医学的基本观点，强调人与自然的统一，人自身也是一个统一的整体。中医学理论体系的形成渊薮于中国古典哲学，现代意义上的"自然"来自拉丁语 Nature（被生育、被创造者），最初含义是指独立存在，是一种本能地在事物中起作用的力量。中国文人的自然观远在春秋时期即已形成，闪烁着哲学睿智。《道德经》曰："人法地，地法天，天法道，道法自然。"后人阮籍曰："道即自然。"《老子》还强调"柔弱胜刚强""天下莫柔弱于水，而攻坚强者莫之能胜，以其无以易之。弱之胜强，柔之胜刚，天下莫不知，莫能行"。相传出于孔子之手的《周易大传》提出刚柔的全面观点，认为"刚柔者，昼夜之象也""君子知微知彰，知柔知刚，万夫之望""刚柔相推而生变化""一阴一阳之谓道"。《素问·阴阳应象大论》进一步明确提出："阴阳者，天地之道也；万物之纲纪，变化之父母，生杀之本始，神明之府也。"天人相应的理念，加之四诊八纲观察分析疾病的中医学独有方法，不仅使整体辨证有可能实施，而且彰显了其优势。"平乐正骨"将这些深厚的哲理与骨伤临床结合，充分显示其文化底蕴和中医学的理论造诣。"骨为干，肉为墙"，无论从生理或病理角度，中医学总是将筋骨密切联系，宗筋束骨，在运动中筋骨是一个统一的整体，只有在动静力平衡的状态下才能达到最佳功能。"肝主筋""肾主骨""脾主肌肉"，"平乐正骨"提出的"筋骨并重，内外兼治"正是其学术思想的灵活应用。在我看来，"动静互补"比"动静结合"有着更显明的理论特征和实用价值。在骨伤疾病的防治中，动和静各有其正面和负面的作用，因而要发挥各自的正能量以避免消极影响，这样便需要以互补为目的形成两相结合的科学方法，如果违背了这一目的，动和静失去量的限制，结合仅是一种形式，甚至不利于损伤的修复。科学的思维，其延续往往不受光阴的限制，甚至有异曲同工之妙。现代研究证实，骨膜中的骨祖细胞对骨折愈合起着重要作用，肌肉是仅次于骨膜最接近骨表面的软组织，适当的肌肉收缩应力可以促进骨的发育和损伤愈合，肌肉中的丰富血管为骨提供了营养供应，肌肉的异常（包括功能异常）也会影响骨量和骨质。临床研究表明，即使不剥离骨膜，肌肉横断损伤也会延迟骨折愈合。因此，除骨膜和骨髓间充质的干细胞外，肌肉成为影响骨折愈合的又一重要组织，其中肌肉微环境的改变则是研究的重要方面。220 多年前的"平乐正骨"已在实践中体现了这种思维，并探索其规律。

基于上述的理论和实践，"平乐正骨"形成了一整套独具特色的诊疗方法，包括手法、内外药物治疗、练功导引等，将骨伤疾病的防治、康复、养生一体化。早在 20世纪 50 年代，高云峰、郭维淮等前辈已将众多家传秘方和技术公诸于世。"平乐正骨"手到病除的技艺来自于郭氏历代传人的精心研究和积累，也与其注重学术交流、博采众长密切相关。"平乐正骨"的发源地也是少林寺伤科的发祥地。相传北魏孝文帝（495）时，少林寺始建于河南登封市北少室山五乳峰下。印度佛教徒菩提达摩曾在该寺面壁 9 年，传有"达摩十八手""心意拳"等。隋末少林寺僧助秦王李世民有功受封，寺院得到发展，逐渐形成与武术相结合的伤科技法，称为"少林寺武术伤科"，在唐代军营中推广应用，少林寺秘传内外损伤方亦得以流传。作为文化渊源，对"平乐正骨"不无影响。

洛阳之称首见于《战国策·苏秦以连横说秦》。早在距今六七千年前，该地区已发展到母系氏族繁荣阶段，著名的仰韶文化即发现于此。自周以来相继千年，成为中原地区历史上重要的政治、文化、经济、商贸、科技中心。在我国历史上有着重要地位的大批经典名著、科技发明多发迹于此。如《说文解字》《汉书》《白虎通义》《三国志》《博物志》《水经注》《新唐书》《资治通鉴》，以及"蔡侯纸""龙门石窟""唐三彩"等均为光灿千古之遗存。此外，如"建安七子"、三曹父子、"竹林七贤"、"金谷二十四友"、李白杜甫相会、程氏兄弟理学宣讲，以及白居易以香山居士自号，晚年居洛城 18 年等群贤毕至、人才荟萃。唐·卢照邻曾曰："洛阳富才雄。"北宋·司马光有诗曰："若问古今兴废事，请君只看洛阳城。"在如此人文资源丰富的地域诞生"德才兼高、方技超群"的"平乐正骨"应是历史的必然。以"平乐正骨"第七代传人杜天信教授、郭艳幸教授为首的团队肩负历史责任和时代使命，率领河南省洛阳正骨医院和河南省正骨研究院，在继承、创新、现代化、国际化的大道上快速发展，为我国中医骨伤学科建设和全面拓展提供了宝贵经验，做出了重大贡献，他们不负众望，成为"平乐正骨"的后继者、兴旺的新一代。汇积多年经验，经过认真谋划，杜天信教授、郭艳幸教授主编的《平乐正骨系列丛书》共 18 册即将出版，该套书图文并茂，洋洋大观，可敬可贺。当年西晋大文豪左思移居洛阳，筹构 10 年，遂著《三都赋》而轰动京城，转相录抄以致难觅一纸，遂有"洛阳纸贵"之典故脍炙人口，千年相传。本书问世，亦当赞誉有加，再现"洛阳纸贵"，为世人目睹"平乐正骨"百年光彩而呈献宝鉴。

不揣才疏，斯为序。

施杞

中医药高校教学名师
上海中医药大学脊柱病研究所名誉所长、终身教授
中华中医药学会骨伤分会名誉主任委员
乙未夏月

总前言

发源于河洛大地的平乐郭氏正骨医术是中医药学伟大宝库中的一颗明珠，起源于1796 年，经过 220 余年的发展，平乐正骨以其特色鲜明、内涵丰富、理论系统、疗效独特、技术领先的优势及其所秉承的"医者父母心"的医德、医风，受到海内外学术界的广泛关注，并成为国内业界所公认的骨伤科重要学术流派。2008 年 6 月，平乐郭氏正骨法被载入国务院公布的第二批国家级非物质文化遗产名录和第一批国家级非物质文化遗产扩展项目名录。平乐正骨理论体系完整，并随着时代进步和科学发展而不断丰富，其整体性体现在理、法、方、药各具特色，诊、疗、养、护自成体系等方面。但从时代发展和科学进步的角度看，平乐正骨理论一方面需要系统总结与提炼，进一步规范化、系统化，删繁就简；另一方面需要创新与发展，突出其实用性及科学性。在国家大力倡导发展中医药事业的背景下，总结和全面展示平乐正骨这一宝贵的非物质文化遗产，使其造福更多患者，《平乐正骨系列丛书》应运而生。

发掘与继承、发展与创新是平乐正骨理论的显著特征。平乐正骨在中医及中西医结合治疗骨伤科疑难疾患方面，形成了自己的学术特色。其学术特征主要表现为"平衡为纲、整体辨证、筋骨并重、内外兼治、动静互补、防治结合、医患合作"七原则和"诊断方法、治伤手法、固定方法、药物疗法、功能疗法、养骨方法"六方法及"破瘀、活血、补气"等用药原则。这些原则和方法是平乐正骨的"法"和"纲"，指导着平乐正骨的临床研究与实践，为众多患者解除了痛苦。在不断传承发展过程中，平乐正骨理论体系更加系统、完善。

在新的医学模式背景下，平乐正骨的传承者重视生物、心理、社会因素对人体健康和疾病的综合作用和影响，从生物学和社会学多方面来理解人的生命，认识人的健康和疾病，探寻健康与疾病及其相互转化的机制，以及预防、诊断、治疗、康复的方法。作者结合中医养生理论及祖国传统文化，审视现代人生活、疾病变化特点，根据人类生、长、壮、老、已的规律，探索人类健康与疾病的本质，不断提高平乐正骨对筋骨系统的健康与疾病及其预防和治疗的理性认识水平，提出了平乐正骨的平衡思想，并将平乐正骨原"三原则""四方法"承扬和发展为"七原则""六方法"，形成了平乐正骨理论体系的基本构架。

作为平乐正骨医术的传承主体，河南省洛阳正骨医院（河南省骨科医院）及平乐正骨的传承者在挖掘、继承、创新平乐郭氏正骨医术的基础上，采取临床研究与基础研究相结合的方法，通过挖掘、创新平乐正骨医术及理论，并对现有临床实践及科学技术进行提炼总结、研究汇总，整理成《平乐正骨系列丛书》，包含 18 个分册，全面介绍国家级非物质文化遗产——平乐郭氏正骨法的内容，全方位展现平乐正骨的学术思想、学术特色，集中体现平乐正骨的学术价值及其研究进展，集 220 余年尤其是近 70 年的理论与实践研究之精粹，以期更好地造福众患，提携后学，为骨伤学科的发展及现代化尽绵薄之力。

最后，感谢为平乐正骨医术做出巨大贡献的老一辈平乐正骨专家！感谢为平乐正骨医术的创新和发展努力工作的传承者！感谢一直以来关注和支持平乐正骨事业发展的各级领导和学术界朋友！感谢丛书撰稿者多年来的辛勤耕耘！同时也恳请各界同仁对本丛书中的不足给予批评指正。再次感谢！

《平乐正骨系列丛书》编委会

2017 年 12 月 18 日

主编简介

　　杜天信　男，汉族，河南叶县人，研究员，博士生导师。任世界中医药学会联合会中医药传统知识保护研究专业委员会副主任委员，中国中药协会与医院药事管理专业委员会副主任委员，中华中医药学会医院管理分会副主任委员，中华中医药学会科普分会副主任委员，中华中医药学会中药分会副主任委员，中国医院协会第二届常务理事，河南省医学会、药学会、中医药学会、医师协会、卫生产业协会常务理事等。先后被授予"全国百家优秀院长""全国中医医院优秀院长"等荣誉称号。主持研究各级、各类科研课题 19 项，获得厅（局）级以上科研成果 15 项，以第一作者发表论文 17 篇，主编出版学术专著 6 部。主要著作有《骨伤病证诊疗规范·洛阳正骨》《骨伤防治与康复丛书·颈肩腰腿痛》《骨伤防治与康复丛书·风湿病》《骨伤防治与康复丛书·骨病》《骨伤防治与康复丛书·骨折与脱位》等。主要科研成果有"丹参中丹参酮 ⅡA 受热含量降低的规律研究""补肾中药复方对原发性骨质疏松症的治疗作用及作用机制研究""黑膏药制作机的研制""中医骨伤科发展战略研究""中医骨伤常见病证诊疗规范研究""中医骨伤病证诊疗规范与计算机监控系统的开发应用研究""中医骨科临床诊疗规范监控与咨询系统""郭维淮经验方'通经活利汤'的研究""筋骨痛消丸生产工艺的关键技术研究与应用""基于计算机网络的规范诊疗行为自动监控系统的构建与应用"等 15 项。

　　郭艳幸　女，平乐正骨第七代传人，国家二级主任医师，教授，硕士、博士生导师，博士后指导老师，享受国务院政府特殊津贴专家，河南省名中医，河南省骨关节病防治创新型科技团队首席专家与负责人。国家名老中医郭维淮学术经验继承人，国家非物质文化遗产中医正骨法（平乐郭氏正骨法）代表性传承人，平乐郭氏正骨流派学术带头人，国家"十二五"临床重点专科学术带头人，河南省中医临床学科领军人才培育对象、洛阳市科技创新领军人才、洛阳市特级名医。现任河南省洛阳正骨医院河南省骨科医院业务副院长，兼任中华中医药学会理事会理事，中华中医药学会骨伤专业委员会副主任委员，中华中医药学会治未病专业委员会副主任委员，中国中西医结合学会骨伤科专业委员会常务委员，世界中医药联合会骨伤专业委员会副会长，世界手法医学联合会常务副主席，国际数字医学会中医药分会常务委员，河南省中西医结合学会理事会常务理事，河南省中西医结合循证医学专业委员会常务委员等，《中医正骨》与《中国中医骨伤科杂志》副主编。从事骨伤临床、科研、教学工作40年，发表学术论文140余篇，出版专著9部。现主持承担地厅级以上科研项目6项，获得省部级科技成果5项，地厅级科技成果23项，国家发明专利6项，实用新型专利10项。

前　言

中医学药膳食疗理论在中华民族的繁衍生息中，一直起着十分重要的作用。《黄帝内经》曰："人以五谷为本。""毒药攻邪，五谷为养，五果为助，五畜为益，五蔬为充，气味合而服之，以补精益气。"唐代名医孙思邈在其所著的《备急千金要方》中就设有"食治"专篇，还指出"食能排邪而安脏腑，悦情爽志以资气血""凡欲治疗，先以食疗；既食疗不愈，后乃用药耳"。平乐正骨是中华传统医学宝库中的一颗璀璨明珠，距今已有 220 余年的历史，其内涵丰富、理论系统、疗效独特。2008 年，平乐正骨正式入选国务院第一批国家级非物质文化遗产扩展项目名录。本书将中医传统药膳食疗理论与洛阳平乐正骨独特的康复经验相结合，编纂一本特色鲜明、权威实用的中医骨科临床药膳专著，旨在总结规范骨伤各科辨证施膳，进一步提高临床疗效，促进患者康复，并为完善洛阳平乐正骨康复理论体系、发展康复药膳产业提供理论支持。这将有利于弘扬平乐正骨的中医特色，促进平乐正骨非物质文化遗产的传承、保护和发展。

全书分上篇总论、下篇各论和附录三部分。其中，上篇总论主要阐述中医药膳基本理论，包括药膳的概念及分类、药膳发展简史、药膳的基本原则、药膳的制法、四季养生与药膳、体质养生与药膳、围手术期药膳，以及平乐正骨学术思想与诊疗特色；下篇各论是本书的重点内容，以骨伤科具体病种或类病为章，每一章具体内容包括四个部分：①概述：阐述疾病概念、发病机理、治疗原则与方法、康复过程中药膳的运用及意义；②药膳原则：阐述该类病或该病种康复药膳施治原则；③常用药膳：介绍适用于该类病或该病种的药膳配方与制作方法；④饮食注意：阐述了该类病或该病种饮食上需特殊注意的问题及配方宜忌。附录以表格的形式列举了常见药食禁忌，另附常用药膳配方索引。

本书作为平乐正骨学术体系的第一本康复药膳学专著，重点整理了骨伤科各系统疾病的康复药膳。其特色主要体现在"三性"：①系统性：本书将中医药膳理论与洛阳平乐正骨学术思想有机结合，系统地介绍了常见骨科疾病康复药膳。②独特性：除一般性药膳原则外，本书重点突出平乐正骨特色，创新性地总结了平乐正骨康复药膳的独到经验。③实用性：所有药膳方均紧贴临床需要、疗效确切、简单易行，对骨科疾病康复有较强的指导性。因此，本书既适合临床骨科医师查阅康复药膳，也适合广大患者及家属阅读。

中医药膳，内容丰富，挂一漏万在所难免，欠妥之处，祈望广大同仁及读者批评指正，以便再版时修订提高。

《平乐正骨康复药膳》编委会

2018 年 1 月

目　录

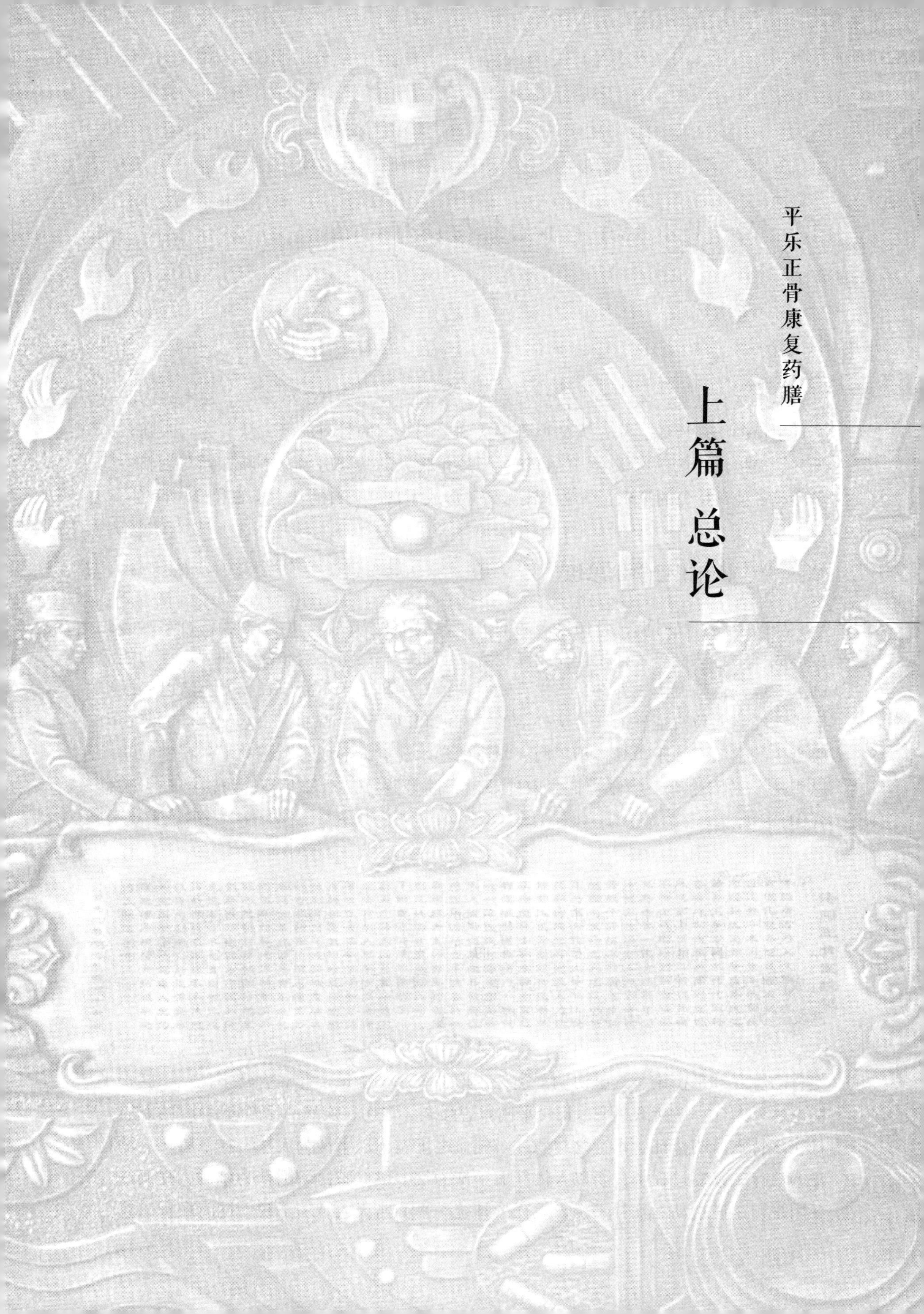

平乐正骨康复药膳

上篇 总论

第一章　平乐正骨学术思想与诊疗特色

　　平乐正骨从郭氏家族十七世郭祥泰发端，到现在历八代 220 余年。从家庭诊所到颇具规模的多所医院，从一人的捏骨手法到影响全国的骨科流派，从一方名医到名扬天下、声播海外的国医大家，经过历代平乐正骨人的共同努力，不断探索与创新，逐步形成了独具特色的平乐正骨学术流派，并形成了自己独特的学术思想和诊疗特色。

第一节　平乐正骨学术思想

　　战国、秦、汉时期，骨伤科疾病的治疗偏重于药物；隋唐时期，骨伤科学术已初步形成，第一部专著《仙授理伤续断秘方》问世，总结了手法整复、外固定、功能活动三大原则，强调内、外并治。宋、元时期，骨伤科学术不断成长，明、清以后逐步形成以经络穴位辨证施治、手法外治的少林派和以薛己为首的主张八纲辨证、药物内服为主的学派。平乐正骨传承了两大学派的学术观点，形成了独特的平乐正骨的学术思想——平衡为纲、整体辨证、内外兼治、筋骨并重、动静互补、防治结合、医患合作。

一、平衡为纲

　　平乐正骨理论是以平衡思想为核心的理论体系。平衡思想与理论强调，平衡是人体生命健康的标志，健康之法本于平衡而守于平衡；衡则泰，失衡则疾；不及或太过造成的机体平衡紊乱是疾病发生的根本原因；守衡是预防疾病和"治未病"之大法；恢复平衡是疾病治疗与康复的目标与标志。

　　平衡理论包括九个方面内容：气血共调平衡论、标本兼顾平衡论、筋骨互用平衡论、动静互补平衡论、五脏协调平衡论、形神统一平衡论、起居有常平衡论、膳食平衡论、天人合一平衡论。平乐正骨平衡思想强调，在伤科疾病的诊断过程中应知筋伤、骨伤之特点，明标证、本证之缓急，辨气血之虚实，以平衡为大法。在伤科疾病的预防、治疗、康复过程中，要以人体气血平衡为纲，以五脏协调平衡为基础，强调筋骨互用平衡，遵从动静互补平衡，重视形神统一平衡与天人合一平衡，同时顾护患者日常生活中的起居平衡与膳食平衡。各平衡之间互相关联、互相影响、浑然一体、密不可分，共同维系着生命的康泰，左右着疾病康复进程。

二、整体辨证

平乐正骨强调人身是一个整体，为一个小天地，牵一发而动全身。其一，外伤侵及人体，虽然是某一部分受损，但必然影响全身气血经络，造成气机紊乱，瘀滞经络；医者必须从病人的整体出发，调理气血、经络，才能收到良好效果。其二，伤及人体局部，往往兼有内脏与经脉等内伤，不可只看表面现象，而忽略、遗漏内伤；不可只看局部表现，而忽略全身症状。其三，全身的营养状况、情志变化对骨折及伤病的康复有着非常重要的影响，均应分清轻重缓急，按主次全身辨证施治，急则治其标，缓则治其本，或标本兼治以收效。如骨折的早期，影响其修复的有骨折端出现的有害活动及瘀血气滞等；骨折后期影响愈合及功能恢复的因素则多为受伤肢体和全身因长期制动而致的失用性改变，肝肾虚与气血虚等。医者都要全面的分析，在不同时期有所侧重地给予调理，才能修复损伤，早日康复。另外，因骨折愈合在不同时期，机体有不同变化，平乐正骨十分强调在早期用化瘀接骨方药及膳食，后期用补肝肾接骨方药及膳食，并应根据病人情况进行辨证施治。其四，人与自然也是一个有机的整体，自然界的四时四气变化等，无不与人体息息相关，直接影响人的生产生活、生理病理以及疾病的治疗与康复。在治疗疾病的过程中，要根据四时四气等变化加以辨证调治，方能取得良好效果。

三、内外兼治

平乐正骨内外兼治思想包括两种含义。其一指外伤与内伤兼治——筋骨损伤，势必伤及气血。轻则局部肿痛，重则筋断骨折、气滞血瘀，或致脏腑功能失调，甚则内脏损伤，更重者可致阴阳离绝而丧失生命。医者必须全面观察和掌握病情，内外兼顾，辨证施治，既治外形之伤，又治内伤之损；其二指治法——内服药物、膳食与外敷药物同用；既用药物辨证施治，又注意以手法接骨理筋。平乐正骨十分强调骨折、脱位手法复位，推拿按摩，理筋治伤，以及内服药物调理气血，以外敷药物消肿止痛。

四、筋骨并重

人体筋与骨是相互依存、相互为用的。《灵枢经》记有："骨为干，脉为营，筋为刚，肉为墙，皮为坚。"一方面，骨骼是人体的支架，靠筋的连接才成为一体，发挥其支架的功效。骨为筋提供了附着点和着力点，筋则为骨提供了连接与动力。筋有了骨的支撑才能固定与收缩，发挥其功能；而骨正是有了筋的附着和收缩，才能显示其骨架和关节活动功效，否则只是几根散乱无功能的骨骼。另一方面，骨居于里，筋附其外，外力侵及人体，轻则伤筋，亦名软伤，重则过筋中骨，又名硬伤。筋伤必定会影响到骨的功能，反之，骨伤必定伴发筋伤并影响其功能。平乐正骨十分强调治伤要筋骨并重，认为筋健则骨强，骨强则筋健。即使是单纯的筋伤或骨折，从治疗开始也应注意不断维护、发挥骨的支撑和筋的约束与运动功效，互为利用，互相促进，才能加速疾病的痊愈，收到事半功倍之效。

五、动静互补

《吕氏春秋·尽数》说："流水不腐，户枢不蠹，动也；行气亦然，形不动则精不流，精不流则气郁……"用进废退，是生物的一般特性，平乐郭氏正骨十分强调这一规律在临床中的应用。根据每个病人的情况，一定要尽可能地进行和坚持有利于气血通顺的各种活动，包括局部的和全身的活动；把必要的暂时制动，限制在最小范围和最短时间内；把无限的适当活动，贯穿于整个治伤过程之中。根据不同时期的病情，实行恰当的活动和制动。例如，骨折后患肢失去支撑功效，功能受到影响，在骨折未愈合之前，需要一个静止环境，以防止骨折再错位，尤其是影响骨折愈合的剪力活动和旋转活动。同时，固定期间骨折端之间需要生理性嵌插刺激活动，以缩小断端间距，加速骨折愈合。肌肉的等张运动不仅可缩小断端间距，还可增加局部的血液循环，有利于肿胀的消退和骨痂的生长，且具有弹性"肉夹板"的功效，防止骨折移位、减少压伤等夹板与石膏固定并发症。全身的适当活动，可增强体质，促进消化与吸收，促进气血循环，间接促进骨折愈合。总之，根据病情，以固定制动，限制和防止不利的活动，反过来亦可鼓励适当的、适时的、有利的活动，以促进气血循环，做到形动精流以加速骨折愈合。

平乐正骨的学术思想，不但继承了中医学的传统理论，而且不断创新发展，形成了一整套比较系统的治疗法则。

六、防治结合

防治结合是平乐正骨平衡理论的具体应用。防病即守平衡的过程，具体包括健康教育（膳食、起居、动静、天人平衡……）、治未病等；平乐正骨特别重视未病先防，养筋骨，养气血，守平衡，促康健。治病即促平衡的过程，具体包括既病防变及在治伤过程中整筋骨、调气血等，旨在恢复人体阴阳、脏腑、气血、经络等平衡，促进康复。平乐正骨强调未病先防，同时也注重已病防变，养筋骨、理脏腑、和气血、善起居、悦心情、衡膳食等以促康复，只有防治结合才能取得良好效果。

七、医患合作

平乐正骨认为，随着医学模式从过去的生物医学模式转变为生物—心理—社会新医学模式。患者的社会性、主观能动性和情感意志等社会、心理因素在患者治疗过程中所发挥的作用日益重要，在以患者为主体的医疗行为中，加强医患合作，方能取得最佳的医疗康复效果。

首先，医务工作者一定要清楚患者对自己疾病的了解程度及其医疗需求。根据患者的病情、需求以及实际困难等复杂社会因素等，为患者制订一套最佳的治疗方案，并使患者了解和掌握自己在医疗过程中需要与医务工作者协作配合的具体事项和其意义及其对医疗效果的直接影响，并为患者提供必要的医学知识和技能，征得患者的积极配合，还有利于调节与调动患者体内抗病能力，提高医疗效果。其次，患者也要积极主动地向医生表明自己的愿望和需求，使医生能够有的放矢地设计出有针对性和使自己满意的治疗方案，并尊重医务工作者的决定，主动配合执行医疗计划，有任何问题要及时地向医师咨询和反映，为医务工作者提供应时信息，并从他们那里得到解释和指导。只有这样，才能获得最佳医疗结果，杜绝医疗纠纷。

第二节　平乐正骨诊疗特色

作为中医骨伤科学的重要流派，平乐正骨在长期的临床实践中逐步形成了自己的诊疗特色。

一、平乐正骨诊断特色

正确诊断是正确治疗的基础，正确的诊断源于详细全面的临床检查。平乐正骨在长期的医疗实践中，建立了自己的诊断原则与方法。

（一）整体观念

人体是有机的整体，局部的损伤必然影响到其周围组织和全身，引起周围组织的损伤和一定的全身反应；反之，全身症状也可反映局部的伤情、伤势。临床上要全面检查，切不可只孤立地看待局部损伤或某一处损伤，而忽略了其周围组织或他处损伤和全身的反应，造成漏诊或误诊，影响疾病的治疗与康复，甚至造成严重的后果。人与自然密不可分，自然界的四时四气对人体的生理病理均有一定的影响，应审时度势，辨证诊断，加以调理，才能取得良好的疗效。

（二）行之有序

要按照从上到下，由表及里，由健部到伤部的原则检查，以避免遗漏检查和不必要的重复检查。一般应在常规检查的基础上，再行创伤肢体的重点检查，手法要轻柔，以免增加病人的痛苦或加重损伤。

（三）健患对比

检查应注意在与健侧对比下进行，以发现伤肢的异常情况，避免漏诊、误诊。若伤肢带有外固定，必要时应解除，以便详细检查损伤局部情况。

（四）切忌偏废

平乐正骨诊断方法包括望、闻、问、切、检、动、量等"七诊"。检查既要充分利用现代科学仪器，以弥补七诊检查之不足，又不要过分依赖 X 线等现代科学仪器的检查而忽略七诊的全面诊察。

二、平乐正骨治疗特色

平乐正骨治疗骨伤疾病时以求衡为纲，强调整体辨证、手法整复、夹板固定、内外用药、筋骨并重、动静结合和功能锻炼。在诊治中认真检查局部症状，特别注意观察脉象、舌苔、体温、脏器、二便、皮肤等全身变化，在全面分析后整体调治，熟练地运用摸、接、端、提、推、拿、按、摩正骨八法和郭氏祖传的辨证、定槎、压棉、缚理、拔伸、砌砖、托拿、推按八法，能用双手准确地诊断正复各种骨折和脱位，即使对难度较大的陈旧性肩、髋关节脱位的正复也能得心应手；用药上坚持整体辨证、内外兼顾的原则，在骨折初期、中期、后期，用药主辅各有不同；重视功能锻炼，除新鲜骨折外都施以按摩活筋之法，指导病人自动和被动锻炼，恢复快而后遗症少。另外，平乐正骨在饮食调理中也注重整体观念和辨证施食。限于篇幅，本节简略介绍药物治疗和饮食调理的特色。

（一）药物治疗重视气血

平乐正骨在骨伤科疾病的治疗中对气血的调治有独特认识。气血是人体生命活动的基本物质基础，又是脏腑正常生理活动的产物；脏腑发生病变首先影响气血的变化，气血的病变必然导致脏腑功能的紊乱，气和血相互依存、相互为用，调治气血是治疗疾病特别是治疗骨伤科杂病，恢复人体正常机能的基本方法。气和血是人身至宝，是人的生命关键，人的生、长、病、老无不根于气血。气是人体生命活动的动力，因此气宜补不宜泻；血在脉管中环周运行不息，为全身各脏腑器官提供营养，因此血宜行不宜滞。气和血在生理上互根互用，在病理上相互影响，在治疗上调治气血则相得益彰，乃为治本之法。同时由于骨伤科疾病引起的气血失调临床比较多见，大凡分虚证、实证和虚实夹杂证三大类。一般认为，虚证系损伤失血过多，阴不维阳而致。

损伤后虚证以气亏血虚为本，原因有三：其一是失血过多，气血亏损；其二是瘀久致痹，新血不生；其三是肝郁脾虚，血气无源。实证则为创伤早期引起的气滞血瘀。虚实夹杂证既可在新病发生，也可由久病演化而来。治疗时应遵循辨证施治的原则，根据不同病因病机，以理气、益气、养血、活血、解郁、滋阴、通痹为基本治法，补而不留邪，攻而不伤正，攻补兼施，最终达到邪去正安的治疗目的。

平乐郭氏正骨治伤专从气血论治，破、和、补三期用药各异，即骨伤早期气血瘀滞，用药以破为主，祛瘀生新，亡血者补而兼行；中期气血不和经络不通，用药以和为主，活血接骨；后期久病体虚，用药以补为主，益气养血，滋补肝肾，壮筋骨，利关节。初期用药瘀则当破，亡血补而兼行。因气血互根，血药中必加气药才能加速病愈。"肝主血，败血必归于肝"，肝受损，轻则连及脾胃传化之道，重则连及心肺，干扰上焦清静之腑，在活血祛瘀的同时加上疏肝理气之品，必然收到事半功倍之效。中期气血不和，经络不通。患者经初期活血祛瘀治疗，但瘀血尚有残余，气血未完全恢复，伤肢肿痛减而未尽，若继用攻破之药则恐伤及正气，故药当以和解为主，兼消肿止痛，治宜调和气血、接骨续筋、消肿止痛。后期因损伤日久，长期卧床，加之不同的固定限制肢体活动，故正气亏虚，营卫不和，气血运行不利，血络之中再生瘀滞，虚中有滞易感受内外因而并病。治宜和营卫、补气血、健脾固肾、通利关节为主。若只和解气血、通利关节，关节虽通，但气血不足而必复滞；或只重补气血则愈补愈滞，故应通中兼补辨证而治，方能取得好的疗效。总之，平乐正骨强调用药要辨证施治，灵活运用，不可生搬硬套，应视患者体质、伤势不同而用药亦异。少壮新病宜攻，老弱久病宜补；体壮伤新宜大补猛治，体质一般伤缓宜宽猛相济，体弱伤陈宜缓治之。另外，分虚实阴阳，辨寒热之属性、气血脏腑之所属，滋肝肾阴血，生髓壮骨；补脾胃阳气，运化气血，使营卫调和，气血旺盛，经络通畅，骨愈筋续，病自愈。

（二）饮食调养重视整体观念和辨证施食

1. 骨折食疗的基本原则

中医食疗的基本原则就是中医理论的整体观念和辨证施食的原则。平乐正骨认为，人与自然、人体本身是一个有机的整体，食疗时应该协调人与自然环境、人体内部的关系，保持人体内外环境的统一性。人体的皮肉筋骨、气血津液、脏腑经络相互联系，互相依存。脏腑健壮，经络通畅，津液代谢正常，则气血旺盛，阴阳调和，皮肉筋骨强健。骨伤不仅使皮肉筋骨受损，而且也常导致脏腑、经络、气血的紊乱，从而产生一系列内外症状。辨证施食就是根据不同病证的需要分别配制膳食。骨伤总的病机是骨断筋伤，气滞血瘀，故食疗内治当以气血立论，调和疏通气血，祛瘀和营，调气化滞，强筋壮骨。但是骨伤的病人因损伤、病情变化及病因、生活环境、治疗经过等的不同，其证随之有异，主要有以下三个方面：①根据骨伤的发展分为早、中、后三期。早期一般在伤后 1 ～ 2 周内，以气滞血瘀为主，可活血化瘀、理气消肿，用药以破为主，祛瘀生新，亡血者补而兼行。中期是在伤后 3 ～ 6 周内，筋骨虽始接续，但瘀阻未尽去，气血未调和，仍以活血理气、和营生新为主，另要通筋活络、濡养筋骨；后期为伤后 7 周以上，瘀肿消退，筋骨接续但尚未坚实，功能尚未恢复，且气血耗损，出现虚象，此刻以补益气血、坚骨壮筋、调养肝肾为主，辅以活血理气之法。②三期治疗可谓常法，但随病情变化其法尚需变更。如骨伤后血气闭塞，瘀滞湿阻，津失环流，水湿停聚，化痰生饮，随气升降，无处不有，入于经络则疼痛麻痹，留于关节则漫肿挛缩强直，屈伸不利；骨伤日久不愈，则气血呆滞，痰湿凝滞，饮瘀积阻，筋失其用，则成缠绵难已之痛。痰饮湿浊水邪常是病情变向复杂的一个重要因素，故食疗时结合补益脾胃，化痰利水通络，去湿散结，以助气血和调，促进骨伤愈合。另外由于创伤使机体遭受不同程度的损伤，伤后多数患者食欲不振、消化吸收能力减弱，导致营养供应不足，影响创伤的康复，根据骨伤的不同时期给予合理的饮食护理，才能达到加速骨伤愈合，促进患者早日康复。对于一些特殊的创伤如胸腰椎骨折后有瘀血形成，瘀血归肝，肝失疏泄致脾胃虚弱、运化失常，可出现纳呆、腹胀、便秘等，饮食应以清淡易消化为主，多食含纤维素丰富以及润肠通便食物。③因病因（年龄、体质等）、治疗情况等的不同，其证也有所不同。如年老者肝肾亏损，精血不足，常有骨质疏松；气盛者多火；气弱者多虚；胖人易生痰湿；情郁者多血瘀；骨折久拖不愈者气血较亏等，这类病人在食疗中应分别对待，辨证施食。

总之，骨伤的食疗必须探源辨因，审证求本，注重全身与局部、与内损的关系，把握虚实寒热的变化，兼顾痰结湿阻水停饮留之兼夹，灵活变通，才能辨证施食，以达到满意的效果。另外，从现代医学来看，骨伤的愈合是一个具有高度活性的生物医学过程，需要有大量的营养物质和能量供给。中医骨伤食疗在一定程度上就是通过改善骨伤病人的饮食，供给骨伤愈合所需的营养物质和能量，以加快骨伤愈合和功能恢复，缩短病程，使其早日康复。

2. 骨伤食疗的组方

（1）组方原则：骨伤后的食疗处方，绝不是营养食品的简单堆砌，而是在中医理论的指导下，在辨证立法的基础上，按一定的组方原则，选择适当的食物，必要时配合一定的药物进行组合。一般可根据骨伤的病理机制，从以下几个方面组方。

① 活血理气：气为血帅，血随气行，两者相互依存，周流不息。伤气必及血，伤血亦必及气。《素问·阴阳应象大论》曰："气伤痛，形伤肿。"骨伤后气滞血瘀，阻塞经络，不通则痛。局部脉络受损，营血离经，阻塞络道，瘀滞于肌肤腠理，故骨伤后临床主要表现有不同程度的疼痛及局部肿胀、青紫瘀斑、活动受限。食疗当活血祛瘀，理气消肿，多用河蟹、鲤鱼、豆制品、藕、萝卜、山楂、青皮、合欢花、月季花、桃仁、骨碎补等。

② 培元益气：骨伤患者长期卧床，失治或迁延日久，气血亏损，筋骨失利，痿软羸弱，会出现患处酸木疼痛，动作失调，筋骨活动不利。"脾主气血""肝主筋""肾主骨生髓"，故治当补益脾胃肝肾、健筋壮骨。食疗多用牛奶、鸡蛋、排骨、鸡肉、甲鱼、黄鳝、动物肝肾、海参、燕窝、板栗、卷心菜、枸杞子、黄芪、当归、山药、核桃仁、芝麻等。

③ 化痰祛湿，利水消瘀：骨折后气血瘀滞，水道不利，津失输布，积聚成痰。《仁斋直指方·痰涎》说："夫痰者，津液之异名，人之所恃以涵养肢体者也。血气平和，经络条畅，则痰散而无；气脉闭塞，脘窍凝滞，则痰聚而有。"水湿停留，痰、湿、

水、瘀交阻，相互为患，可见局部条索积块，筋经粗结，骨节酸楚沉重，漫肿无力。治疗须化痰祛湿，利水消瘀。食疗多用地龙、僵蚕、鳖甲、蛤蜊、墨鱼、海蜇、海带、紫菜、丝瓜、魔芋、芋头、油菜、冬瓜、葫芦、苜蓿、薏苡仁等。

（2）食物烹调加工、食品类型和食用方法：合理烹调加工食物不但可以减少食物中营养物质的丢失，同时可使食物增加可食性，易于被人体消化吸收。如牛奶不宜武火煮，蔬菜类食物不宜爆炒久炒，有腥味的肉类食品应用生姜、葱、大蒜等调料除去腥味等。应根据不同情况选用粥食、炖汤、蒸食、熬膏、酒剂等。由于一般食物在胃内停留时间为 3～4 小时，植物性食物停留时间更短，故食用方法上以少量、多餐、多品种为宜。

第二章　药膳的概念及分类

一、药膳的概念

1. 药膳与药膳学

药膳是具有保健、防病、治病等功效的特殊膳食。在传统中医药学理论指导下，将不同药物与食物进行合理地组方配伍，采用传统和现代科学技术加工制作，具有独特色、香、味、形、效的膳食品，既能果腹以满足人们对美味食品的追求，同时又能发挥保持人体健康、调理生理机能、增强机体素质、预防疾病发生、辅助疾病治疗及促进机体康复等重要功效。

药膳学是在中医药学理论指导下，研究中医药膳起源、发展、理论、应用及开发研究的一门学科，是中医药学的一个分支学科。药膳的应用源于"药食同源"的观念，与中医药学的起源发展同步，但直至近些年来才形成一门相对独立的学科。药膳学的形成，预示着中华民族的药膳文化将得到深入的研究、发掘、发展、传播，进而对人类的健康做出贡献。

2. 药膳与食疗

"药膳"一词，最早见于《后汉书·列女传》，但历代有关饮食疗法多以"食养""食治""食疗"的名称出现。药膳与食疗在概念上有一定的差异。药膳是指具有保健防病功效、包含传统中药成分的特殊膳食，从膳食的内容和形式阐述膳食的特性，表达的是膳食的形态概念。食疗是指膳食产生的治疗功效，即以膳食作为手段进行治疗，从膳食的效能功效阐述这种疗法的属性，表达的是膳食的功能概念。药膳发挥防病治病的功效，即食疗。食疗"食"的概念远比药膳广泛，它包含了药膳在内的所有饮食。因而，食疗不必一定是药膳，但药膳则必定具备食疗功效。历代食养、食治所涉及的膳食主要是药膳，因此，药膳学的学术范畴基本上涵盖了古代食养食疗的全部内容。

二、药膳的分类

由于人体有脏腑气血之别，药有四性五味之异，制膳有煎炒浸炸之殊，药膳也根据人体的不同需要、原料的不同性质、药膳的不同功效，区分为不同类别。药膳的分类方法很多，古代有关药膳的文献中有多种不同的分类方法。如《食医心鉴》按疾病类分为15类，每病类又各分粥、菜、酒等不同膳型。《太平圣惠方·食治类》按病分28类，各类亦含粥羹、饼、酒等。《遵生八笺》按药膳加工工艺分为10余类，如花泉类、汤品类、熟水类、果实面粉类等。《饮食辨录》按膳食原料属性分类，如谷类、茶类等。根据不同需要，一般常从两个方面来分。

1. 按药膳功效分类

由于药膳原料中有药物的成分，并且是根据中医药理论进行组方配伍，因此，药膳也具有对疾病的防治功效和功效特点。按功效可分为如下几类。

（1）解表类：用于疏解在表的外邪，或用于透疹发表，如生姜粥、姜糖苏叶饮、芫荽发疹饮等。

（2）清热解毒类：用于邪热内盛，或暑热中人，或阴虚内热诸证，以清热解毒，或滋阴除热，如石膏粳米汤、决明子饮、鱼腥草饮、西瓜汁、二母元鱼等。

（3）泻下类：用于里有热结，或肠燥便结证，以泻热通便、润肠通便，如芒硝莱菔汤、苏子麻仁粥等。

（4）温里祛寒类：用于寒邪内盛，或阳虚寒邪内生，或寒滞经脉，以温中祛寒、温阳救逆、温经散寒，如黄芪建中鸡、川乌粥、姜附烧狗肉等。

（5）祛风散邪类：用于风寒湿诸邪留滞经脉关节等证，以祛风散寒化湿、通络止痛，如白花蛇酒、豨莶根炖猪蹄等。

（6）利水消肿类：用于水湿潴留，湿热蕴结诸证，以渗利水湿、通淋利水、利湿退黄，如赤小豆鲤鱼汤、滑石粥、田基黄鸡蛋汤等。

（7）化痰止咳类：用于痰浊留滞，痰饮内聚诸证，以化痰消饮、止咳除嗽，如半夏山药粥、昆布海藻煮黄豆、白果蒸鸡蛋等。

（8）消食健胃类：用于宿食停滞，食饮不化诸证，以健脾和胃、导滞消食，如大山楂丸、白术猪肚粥等。

（9）理气类：用于肝气郁滞诸证，以理气疏肝，如橘皮粥、柿蒂汤等。

（10）理血类：用于瘀血阻滞，或出血诸证，以活血化瘀、止血，如红花当归酒、血余藕片饮等。

（11）安神类：用于各种因素所导致的心神不安，烦躁失眠诸证，以安神镇惊，如酸枣仁粥、朱砂蒸猪心等。

（12）平肝潜阳类：用于肝阳上亢，动风发痉诸证，以滋阴养肝、潜阳息风，如天麻鱼头、菊花绿茶饮等。

（13）固涩类：用于阳虚卫弱，不能固护卫表，或不能固涩水液诸证，以温阳固表、温肾止遗，如生脉饮、金樱炖猪小肚等。

（14）补益类：用于气血阴阳虚衰诸证，以补养气血阴阳，如人参莲肉汤、当归生姜羊肉汤、乌鸡白凤汤、鹿鞭壮阳汤、清蒸人参元鱼等。

（15）养生保健类：本类包含各种功能的保健药膳，如减肥降脂，有荷叶减肥茶等；美发乌发，有乌发鸡蛋等；润肤养颜，有珍珠拌平菇等；延年益寿，有长生固本酒、补虚正气粥等；明目增视，有芝麻羊肝、首乌肝片等；聪耳助听，有首乌鸡肝、狗肉黑豆汤等；益智健脑，有金髓煎等；增力耐劳，有附片羊肉汤等。

2. 按药膳形态分类

人们的膳食具有多样化的特点，不仅需要各种不同的食物以满足对营养成分的需要，也需要不同形式、不同形态的膳食以满足视觉嗅觉和口味的需要。药膳作为特殊的膳食，同样也需不同的形态，以体现药膳的色、香、味、形。因此，按药膳的制作方式可分如下各类。

（1）菜肴类：这是东方民族每日膳食不可或缺的种类。本类药膳主要以肉类、蛋类、水产类、蔬菜等为基本原料，配合一定的药物，以煨、炖、炒、蒸、炸、烤等制法加工的食物，如天麻鱼头、紫苏鳝鱼、香椿鸡蛋等。

（2）粥食类：这类膳食属东方民族的主食类。常以大米、小米、玉米、大麦、小麦等富含淀粉的原料，配以适合的药物，经熬煮等工艺制作的半流质状食品，如山楂粥、人参粥、杜仲粥等。本类药膳尤宜于老年人、病后调理、产后特殊状态的"糜粥浆养"。

（3）糖点类：这类食品属非主要膳食的点心类、零食类。常以糖为原料，加入熬制后的固体或半固体状食物，配以药物粉末或药汁与糖拌熬，或掺入熬就的糖料中。也可选用某些食物与药物，经药液或糖、蜜等煎煮制作而成，如丁香姜糖、糖渍陈皮、茯苓饼等。

（4）饮料类：属佐餐类或日常饮用的液体类食物。是将药物与食物经浸泡、绞榨、煎煮或蒸馏等方法加工制作而成，包括鲜汁，如鲜藕汁、荷叶汁；茶，如菊花茶、决明子茶；露汁，如银花露、菊花露；药酒，如木瓜酒、枸杞酒；浓缩精汁，如虫草鸡精、人参精等。

（5）其他：不能归入上述各类的还有另外一些品类，如葛粉、藕粉、怀山泥、桃杞鸡卷、芝麻核桃糊、虫草鸭子罐头等。

第三章　药膳发展简史

中医药膳经历了漫长的历史时期，可分为起源、理论奠基与应用、发展等几个重要阶段。

一、远古时期——药膳的起源

"药食同源"或"医食同源"的观念，在中华民族文化中早已形成。它说明至少在中医学起源时，已伴随着药膳的萌芽。这一时期应在殷商之前。

人类在最早的"茹毛饮血"时期，为了生存而摄取食物的过程中，偶然发现某些食物在果腹的同时，还具有增强体力、减少或治疗疾病的功效。这使得人类从偶然而进入到主动寻求，这种"寻求"的本能和经验的积累，就成了药膳食疗的起源。这些经验和积累至今仍有流传，如生饮鹿血可以壮阳，生吞蛇胆可以明目，就保留有上古时代食疗的痕迹。但是，在火的使用之前，人类仍然是疾病多而寿短，《韩非子·五蠹》谓："上古之世……民食果瓜蚌蛤，腥臊恶臭而伤害胃肠，民多疾病。有圣人作钻燧取火以化腥臊，而民悦之，使王天下，号之曰燧人氏。"自燧人氏之后，人类进入了熟食时代，疾病减少，体质得到了增强。火的使用，使人类的饮食谱得到了根本变革，也为药膳的形成开辟了全新的途径。

神农尝百草则表明远古时代人们已经在有意识、有目的地寻求"可食"与"治病"的原料了。《淮南子》说，神农"尝百草之滋味，水泉之甘苦，令民知所避就。当此之时，一日而遇七十毒"。"知避就"，就是懂得百草的基本性能、有毒无毒，为后世本草学打下基础。同时，也是"药食同源"的最早缘起，为后世药膳食疗的发展奠定了基础。

追溯早期的药膳，自然离不开酒的酿造。酒，既是饮料，也是治病的药品。酒起源于上古禹的时代，《战国策》谓"帝女令仪狄作酒醪，禹尝之而美"，《素问·汤液醪醴论》也说"上古圣人作汤液醪醴"。"禹尝之而美"，是指饮料而言，《内经》所言则是作药物用。谓这种汤液醪醴，"中古之世，道德稍衰，邪气时至，服之万全"。当"治病工"的"医"作为职业出现时，最早的依托就是酒。故《说文解字》说"酒，所以治病也""医之性，然得酒而使"，古代的医（醫）字就是从殹从酉。从酒的发明到使用，自开始就是医与食的混合体。

从已有的文献记载看，由原始人类的茹毛饮血到酒的发明，药食一家、药食同源的概念已经形成，而从酒的应用开始，药膳已经有了真正的发端。

二、先秦时期——药膳理论的奠基与应用

自西周至春秋战国时期，药膳已经形成了其基本理论概貌。

《黄帝内经》是现存最早的中医典籍，它不仅创立了中医基础理论，同时也开创了药膳的理论体系。

《黄帝内经》论证了五脏与五味的相关性。《素问·六节藏象论》指出"地食人以五味""五味入口，藏于肠胃。味有所藏，以养五气，气和而生，津液相成，神乃自生"。五味，这里是以饮食为主而言。食物也如药物一样，具有辛、酸、甘、苦、咸五种味，它们与五脏有着相应的关系。这种相关，在《素问·金匮真言论》中有详细的记载："东方青色，入通于肝，开窍于目，藏精于肝……其味酸……其畜鸡，其谷麦。"类似的论述为："南方通于心，藏精于心，其味苦，其畜羊，其谷黍；中央通于脾，藏精于脾，其味甘，其畜牛，其谷稷；西方通于肺，其味辛，其畜马，其谷稻；北方通于肾，其味咸，其畜彘，其谷豆。"五谷与五畜均有其性味特点，分别与五脏功能相关，这在《素问·五脏生成》中描述得很清楚，称为"五味之所合"：心欲苦，肺欲辛，肝欲酸，脾欲甘，肾欲咸。相应性味的畜谷与脏腑具有促进和维护功效。这一理论论证了五畜五谷不仅是食物，同时又具有治疗功效的双重功能，成为药膳运用的基础理论。

由于五脏之间存在相辅相成的关系，五味合于五脏，也必然存在着可能发生损伤、损害的方面。《素问·五脏生成》又论述了"五味之所伤"："多食咸，则脉凝泣而变色"（伤心），"多食苦，则皮槁而毛拔"（伤肺），"多食辛，则筋急而爪枯"（伤肝），"多食酸，则肉胝䐃而唇揭"（伤脾），"多食甘，则骨痛而发落"（伤肾）。这是由于偏食、嗜食，由五味的过摄而伤及五脏功能（循五行相胜的途径损伤五脏），形成疾病状态。由于五行五味的相应，又可以通过五味之间的生克制化来治疗调整这种病态。《素问·脏气法时论》论述了这种膳食疗法的原则："肝苦急，急食甘以缓之""心苦缓，急食酸以收之""脾苦湿，急食苦以燥之"等，针对五脏功能特性，食疗的原则也在于顺应这些特点以施食治："肝欲散，急食辛以散之，用辛补之，酸泻之……禁温食""心欲软，急食咸以软之，用咸补之，甘泻之……禁温食饱食"等。同时，同篇还论述了各种食物的味："小豆犬肉李韭皆酸""大豆豕肉栗藿皆咸""黄黍鸡肉桃葱皆辛""粳米牛肉枣葵皆甘""麦羊肉杏薤皆苦"，为药膳的运用确定了选用基料的原则。

五味的不同，必然具有各自不同的功效。《素问·脏气法时论》总结了五味的主要功效：辛散，酸收，甘缓，苦坚，咸软。显然，不同味的食物，其功效也不同，运

用时便须扬其长而避其短，过用、偏用、错用，不仅无益，还可能遗害。因此，《素问·宣明五气》又对五味运用列出了"五味所禁"：辛走气，气病无多食辛；咸走血，血病无多食咸；苦走骨，骨病无多食苦；甘走肉，肉病无多食甘；酸走筋，筋病无多食酸。是谓五禁，无令多食。

《黄帝内经》不仅是中医学理论的典籍，同时也是药膳理论的奠基，它创立了食物五味的概念、与五脏相关的理论、食物五类的划分原则，以及药食配制的原则与禁忌，确立了药膳理论的轮廓。

这一时期，中医药膳也得到了广泛应用，并受到人们的高度重视。首先，在帝王宫廷中就设置了"食医"的官职，《周礼·天官志》明确规定食医的职责是调配帝王的"六饮、六膳、百馐、百酱"。既是掌食的医官，显然须运用具有治疗预防功效的膳为帝王调摄健康。《周礼》所强调的"以五味、五谷、五药养其病"则指出药与食结合是当时治病养生的重要流派。《礼记》指出五味的运用应为"春多酸，夏多苦，秋多辛，冬多咸"，记载了药食调配的四时运用原则。

关于药膳的具体使用，先秦时期即有专书论及，《汉书·艺文志》收有《神农食经》，因已亡佚，后世无从知其内容。但既名"食经"，显然是药膳食疗的专书。专书未见，散见于其他书中的相关内容，则可谓比比皆是。《诗经》中记载了一些既是食物，又是药物的物品，《山海经》则有一些更加详细的描述，如"嘉果，其实如桃，其叶如枣，黄华而赤柎，食之不劳""梨，其叶状如荻而赤华，可以已疽""幼鸟，其状如凫，赤身而朱目，赤尾，食之宜子""猩猩，其状如禺而白耳，伏行人走，食之善走"等，说明该时期已对膳食用于保健防病、改善体质等有了很多实际运用的经验。

在医学专著中，这一时期出现了很多实际运用的范例。《素问·经脉别论》提到治病要"调食和药"，《素问·脏气法时论》指出："毒药攻邪，五谷为养，五果为助，五畜为益，五菜为充，气味合而服之，以补益精气。此五者，有辛甘酸苦咸，各有所利，或散或收，或缓或急，或坚或软，四时五脏，病随五脏所宜也。"由此言之，《内经》治病已明显地强调了必须药与食结合，才能达到"补益精气"，治疗疾病的目的。《素问·五常政大论》谓："大毒治病，十去其六，常毒治病，十去其七，小毒治病，十去其八，无毒治病，十去其九，谷肉果菜，食养尽之，无使过之，伤其正也。"强调疾病的治疗必须与食相结合，特别是善后康复，更需要药食结合以调理。

长沙马王堆医书内容公认是先秦时期的医学实践，书中涉及大量药食结合的药膳方。如治外伤的"金伤毋痛方"，即是"取鼢鼠干而冶，取螶鱼燔而冶"，再加辛夷、甘草，用酒饮服。治性功能障碍，用犬肝置蜂房内，令蜂螫之，与陵藁共浸美醯中五宿后用；另方用春鸟卵入桑枝中蒸食；雀卵合麦粥服食等。全书用方几近半数是药食配合使用。

尽管这一时期流传下来的文献极少，但从《内经》与长沙马王堆医书看，当时治疗疾病的主流，似乎是药食相结合的方法。这一点说明，药膳在春秋战国时期有过一段相当繁盛的时候，只是在汉代以后，中药方剂的运用才取代药膳而成为主要治病手段。

三、汉代至清代——药膳的发展时期

汉唐以降直至明清，药膳处于缓慢的发展期。

汉代的中医药学得到了较大发展，成书于秦汉时期的《神农本草经》奠定了中药学基础，汉末张仲景撰《伤寒杂病论》，创造了临床运用中药方剂辨证治疗疾病的典范，使疾病的治疗由药食结合为主演变为中药方剂为主的体系，药膳因而进入了缓慢发展的时期，但始终作为中医学的一个重要内容在不断发展。

（一）中医药专著中的药膳内容

在中医药学的发展中，始终伴随着药膳学的发展。第一部药学专著《神农本草经》载药 365 味，属于五谷六畜、菜蔬、果品就有数十味之多。而其他草木类药品中，也有很多可作食用，如茯苓、芡实、枸杞、人参、灵芝等，均属久服延年的药品，故该书应属药食同功的药学著作。《伤寒杂病论》被称为"方书之祖"，是辨证论治的典范，其中很多方剂的使用仍然是药食相配，也可称其为药膳。如白虎汤用粳米、百合鸡子黄汤用鸡蛋、黄芪建中汤用饴糖、猪膏发煎、瓜蒌薤白白酒汤等，都是药食同用的范例。

在药膳发展中起过重要作用，做出过重大贡献的是唐代孙思邈及其《千金要方》。由于五代时期炼丹服石盛行，很多人因此丧生损体，至唐代时则流弊显露。为了纠正这一陋习，人们开始又重视膳食调理。孙思邈生于晋唐时代，清楚这种炼丹流弊的危害，力主食养。其《千金要方》第二十六卷专门论述食养食治，涉及食治原料 162 种，其中果实类 30 种，蔬菜类 63 种，谷米类 24 种，鸟兽类 45 种。这是食治原料学的奠基。他创制了很多药膳名方，提出了很多食养食治原则，认为"不知食宜者，不足以全生，不明药性者，不能以除病。故食能排邪而安脏腑，药能恬神养性以资四气""君父有疾，期先命食以疗之，食疗不愈，然后命药"，食治与药治同样重要，而且推荐首选食疗。显然，孙氏对食治的推崇，大大推进了药膳的发展。

在宋代很多综合性文献中，药膳内容得到了保存与推广。大型方书《太平圣惠方》《圣济总录》等，收载了大量的药膳方，如"耆婆汤""猪肚补虚羸乏力气方"等名方，并对药膳食疗给予了足够的重视。

金元时期很多著名医学家都十分重视食养食疗。补土家李杲补脾胃养元气，论病识证多强调饮食不当引起脾胃受伤，饮食不节是致病的重要原因，从另一角度深化了食养的重要性。攻下派的张子和更直接强调食养，说"养生当论食补""精血不足当补之以食"，认为食养与药治处于相等的重要位置。明代中医文献中出了一部名震海内外

的药学巨著《本草纲目》，作者李时珍不仅在药学方面做出了前无古人的巨大贡献，同时在药膳学方面也做了集历代大成的工作。《本草纲目》在谷、菜、果实、介、禽各部收集了大量药膳物品，在其他部类中也记载了大量药物的食治功能，几乎毕集历代药膳的各种成就，成为药膳食品大全，为药膳的发展运用提供了极为广博的资料。

（二）药膳专著

各种药膳专著更是药膳学发展的标志。孙思邈弟子孟诜继承和发扬了孙氏食治学思想，汇集药膳名方，撰成《补养方》，后由其门人增补，更名为《食疗本草》，这是药膳学的第一部专著。该书推重食物的营养价值，重视食物的加工、烹调，对药膳的发展起了较大的推动功效。其后，昝殷的《食医心鉴》、杨晔的《膳夫经手录》、陈士良的《食性本草》等均为药膳专著，载有唐代以前的各种食疗药膳养生防病的内容。从这些成就看，唐代的药膳食疗已经具有相当的专科化程度，在药膳的发展进程中起到了承前启后的重大功效。

到了宋代，中医学的发展获得了重大机遇，国家对医药文献高度重视，成立了国家的校正医书局，对医药学文献进行了空前规模的整理校勘、注释，对医药文献的保存传播起到了重大功效。药膳学内容也因这一有利形势，得到了更多、更快地发展。在这一时期，对药膳学贡献最大的应数陈直了。陈直又名陈真，曾为泰州兴化（今江苏兴化）县令。陈直前究《内经》，下迨唐宋，对各时期的养生，特别是食养食治方面的成就，进行了研究与集成，撰成《养老奉亲书》。全书分上下两籍，上籍介绍食养食治内容，将药膳食疗放在养老奉亲、防治老年病的首位。全书载方323首，药膳方即占162首之众。在保存药膳方的同时，他在药膳学中的另一重大贡献，是对药膳食疗的养生原理进行了理论上的探索，认为食养在调节人体阴阳平衡，五行变化上具有重要功效，即"一身之中，阴阳运用，五行相生，莫不由于饮食也"。可以说，他是力图从理论上阐明食治食养的重要功效。又如对牛乳的食治功效，他在"益气牛乳方"中说："牛乳最宜老人，性平，补血脉，养心长肌肉，令人身体康强润泽，面目光悦，老不衰。……此物胜肉远矣。"现代也认为牛乳是长寿食品之一，具有抗衰强身美容的功效。陈直对牛乳的适应范围、功效机理、不同剂型等有详细说明，对普及牛乳的食治食养功效显然有很大贡献。

其后，元代的饮膳太医忽思慧，则在药膳学方面做出了划时代的贡献。所著《饮膳正要》为我国第一部营养学专著，也是元代以前药膳食疗之集大成者。书中对药膳疗法、制作、饮食宜忌、饮食卫生及服药食忌、食物相反、食物中毒和解毒、过食危害等均有详细记载。同时，也收载和创制了不少优秀的药膳方，其中抗衰老药膳方29种，治疗其他疾病的药膳方129种，对保健药膳的发展起到了极大的推动作用。元代另一养生家贾铭以"慎饮食"为养生要旨，寿至百余岁，明初进《饮食须知》八卷给明太祖，书内选饮食物325种，简述性味宜忌，亦对食养、食治的推广卓有殊劳。

明代卓有功绩的药膳专著当推《食物本草》。该书有几种版本，就 22 卷本言，便是内容极为丰富的药膳专著，全书分 58 类，共 2000 余条，解说详细。其特点之一是对全国各地著名泉水进行了较详细的考证介绍。明代食治药膳发展的另一特点是救荒野菜类的著作。兵祸天灾，为了指导人们度荒，以防误食中毒，遂出现了有关专著。发端者为周定王朱橚《救荒本草》，收各种可食植物 414 种，并附真实图形，注明可食部分。后由徐光启收入《农政全书》以广其传。其后王磐撰《野菜谱》，又名《救荒野谱》，收载 60 种可食植物，后由姚可成增辑为 120 种。鲍山撰《野菜博录》3 卷，收 435 种，除附图说明外，还对各种植物的性味进行了解说。虽未言及治病功用，但对食养选料具有指导功效。

时至清代，药膳得到进一步发展与应用，表现在诸多各具特色的药膳专著问世。刊于 1691 年沈李龙《食物本草会纂》8 卷，载药 220 种，采辑《本草纲目》及有关食疗本草著作，详述其性味、主治及附方。所附《日用家钞》载有救荒方、食物宜忌、解毒、食物调摄等内容。《食鉴本草》4 卷本为紫裔所撰，刊于 1741 年，1 卷本为费伯雄所撰，约刊于 1883 年。本书首论各种食物的功用、主治、宜忌，次分风、寒、暑、湿、燥、气、血、痰、虚、实 10 类病因引起的病证，详述其食物与治法。成书于 1813 年的《调疾饮食辩》6 卷为章穆所撰，宗《本草纲目》所载食物，详加考订，共论举大类 653 种，针砭时弊，颇多新意。刊于 1850 年的文晟《本草饮食谱》1 卷，载食物分 10 类，共收 200 种。刊于 1861 年的王士雄《随息居饮食谱》，全书共收集日常饮食物品 330 种，分为水饮、谷食、调和、蔬食、果食、毛羽、鳞介等 7 类。对每一种饮食物品的性味、功能及其医疗用途、食疗功效、饮食禁忌等，均有较为详细的论述，在诸多本草书籍中颇有影响。袁子才的《随园食单》、费伯雄的《食养疗法》亦各有特点。在药膳粥食方面，黄鹄的《粥谱》则可称为药粥方的集大成者。

纵观几千年的药膳学发展进程，从药膳食疗的理论奠基，到药膳食物的广泛运用、实用理论的不断发展，终使药膳学得以在现代发展为一门相对独立的分支学科。

中医药膳学经过了漫长的发展历程，不断地丰富了它的理论和应用经验，到 20 世纪又获得了深入发展与应用的机遇，使其在科学日益发展、生活水平不断提高的今日，成为人们关注的重要方向。

1. 药膳理论研究

中医药膳学能成为中医学的重要分支学科，具有它相对独立的理论特点。其理论在中医学发展的进程中，并未完全分化出来，也就是说，尚未形成较系统的药膳学理论体系。这里的原因，与药膳学和中医学的相互包涵有着极大的关系。从《黄帝内经》来看，在很大程度上说，它是从药食两类疗法来探讨中医学理论的，也可以说，它是药膳学的奠基理论。近些年来，学者对《黄帝内经》等中医典籍在药膳理论上的贡献进行了较广泛的研究。从《内经》《伤寒论》《千金要方》等到明清时期为止的大量药膳学著作中，探讨了药膳理论的形成、发展和系统化历程，使药膳理论得以日臻完善。如彭铭泉《中国药膳学》，何清湖、潘远根《中医药膳学》，刘昭纯、鲁明源、张令德《实用药膳学》等，对中医药膳学理论进行了较系统的阐发，从理论的形成、中医阴阳五行、脏腑气血等理论在药膳学中的应用，药膳方的方剂学理论，药膳原料的药学理论等，都得到了较系统的讨论。王者悦《中国药膳大辞典》为大型药膳工具书，则对药膳的理论与应用提供了较全面的资料。同时，中华民族的这种药膳文化也得到世界各地的认同，近些年就召开了数次药膳食疗的国际学术研讨会。

2. 药膳的实验与临床研究

药膳学经过几千年的发展，积累了对数千种药物、植物、食物的药、食用知识，以及难以数计的药膳食疗效方。随着科学技术的日益发达，药膳食疗研究者对古代药膳方的探讨、新药膳方的开发、药膳食疗的机理研究、单味药或食的食疗原理等进行了广泛的实验和临床研究。如"康宝饮料对高血脂大鼠模型血清甘油三酯、胆固醇和高密度脂蛋白的影响""胎芝毓麟散治疗无排卵性不孕症""生精茯麟餐治疗精子减少性不育""白萝卜所含微量元素对人体的营养保健功效研究""萝卜汤促进剖宫产术后肛门排气的临床效果观察""四季康饼防治感冒""全鳖冲剂治慢性肝炎"等课题从不同角度进行了实验和临床观察。对单味药膳原料大蒜、生姜、蜂产品、灵芝、花粉等也进行了深入的研究，为进一步开发奠定了基础。为了有组织、有计划地对药膳食疗进行研究，很多地方建立了专门的药膳食疗研究机构，使研究工作能够持续地规范化地发展。

3. 药膳的应用研究

药膳从理论走向临床，从书本走向应用，在近数十年来已日渐兴盛。一些传统药膳产品一直为人们所喜爱，如茯苓饼、山楂片（糕、饼）、陈皮梅、绿豆糕及各种药酒。新开发的药膳保健产品也如雨后春笋般涌现，20世纪80～90年代即达数千种之多，常见有蜂产品系列、鳖产品系列、人参产品系列，以及古汉养生精等。

药膳应用的另一形式是药膳餐馆。一些传统的药膳名方成为各药膳餐厅酒家的主流菜肴，并同时创出各自的名点名膳。如开创较早的成都同仁堂药膳餐厅，即有药膳食谱近百种，品种有冷盘、小吃、热菜、饮料、药酒五大类，并自创一批名牌药膳，如荷叶凤脯、虫草汽锅鸡、参芪鸭条、杜仲腰花、六味牛肉脯、乾坤蒸狗等。目前，几乎全国各地均有各具特色的药膳餐厅。受中医药膳的影响，世界其他地区和民族也极推崇中医药膳，东南亚地区，如韩国、日本、马来西亚、新西兰、新加坡，以及中国台湾、香港等均有各自名声不错的药膳饮食业。在欧美等发达国家，药膳也正在渗入人们的生活。

药膳应用的普及与推广，众多的期刊更是功不可没。《药膳食疗》与《东方食疗与保健》杂志是药膳食疗专刊，以众多的栏目，从理论研究、实验研究及临床应用等各方面向人们传播了大量的药膳食疗信息。《中国烹饪》《中国食品》《东方美食》《中国食品报》《中医药报》等报刊开辟了药膳食疗专栏以介绍药膳知识，为增强人民体质、普及药膳食疗起到了非常重要的作用。

4. 药膳的现代开发研究

科学技术的飞速发展，也为药膳产品的现代开发研究带来了生机与商机。同时，也由于药膳食品能防病治病，增强体质，有利于健康，又能丰富饮食品种，为日常生活增加新的内容，因而受到人们的广泛喜爱，并对药膳产品的质量、品种有了更多的期求。这些社会需求不断促使药膳食疗研究者们采用新技术、新方法，改进产品质量，增加品种，尽可能地工业化生产。多种新技术的应用，使药膳由传统的菜肴饮食类、面点类、酒类，发展为新型饮料类、冲服剂类、胶囊类、浓缩剂类、罐头类、蜜饯类等。

为了更有利于开发研究，各地均成立了药膳食疗的研究机构，对药膳的现代化展开了深入、有组织、多方合作的研究工作，而且有关这方面的工作也受到国外有识之士的高度重视。近些年来，药膳食疗的多次国际研讨会开展了广泛的国际交流与合作。从人们对药膳食疗的喜好，到药膳食疗业的蓬勃兴起，特别是在"回归自然"的强烈呼声中，作为生态疗法的中医药膳，已经展现出光明美好的发展前景。

第四章　药膳的基本原则

药膳包含有传统中医药的成分，具有药物的性能与功效，因而有治疗的功效。这种疗效类食品，一般都必须具有较明确的适应证方能施用，这与药物治疗是一致的。因此，药膳不同于一般膳食，施用必须遵循一定的原则。这些原则包括平衡阴阳、调理脏腑、扶正祛邪、三因制宜、勿犯禁忌等。

一、平衡阴阳

阴阳是概括人体生理、病理的基础理论，代表相互对立统一的因素。阴阳在正常状态下处于平衡状态，即所谓"阴平阳秘"，一旦发生偏盛或偏衰的变化，出现了不平衡，就成为病理状态，表现为不同程度的病证。如阴盛则阳衰，阳盛则阴虚；阴虚则阳亢，阳虚则阴盛，分别表现为外寒证、外热证、阴虚内热证、阳虚寒盛证等。调治的途径，须遵循《内经》所说"谨察阴阳所在而调之，以平为期"。即审清阴阳的虚实盛衰所在，恰当地施用药食，以恢复阴阳的平衡。具体原则是，"有余者损之"，如阴盛的寒证，必须补阳泻阴；阳盛的热证，必须泻热以救阴或滋阴；"不足者补之"，如阴虚生内热，当补阴以除虚热；阳虚生外寒，当温补阳气以祛内外之寒等。当阴阳恢复到其平衡状态时，即机体表现为康复。从各病证的特性看，不属寒，即属热，寒热反映阴阳的基本特性，能正确审别寒热，也就能在相应的程度上分清阴阳。因此，平衡阴阳是施膳的重要原则。

二、调理脏腑

人体各组织器官的功能，表现为五脏为中心的功能系统。通过相合、开窍、在体、其华等联系，把全部人体机能概括为五大系统。每一脏都代表一个功能系统。如胆、筋、爪甲、眼、肝胆经脉均属于肝系统。临床的多种病证，均以脏腑功能失调为其主要机理，表现为各脏的或虚或实，或此虚彼实，或虚实兼见。五脏之间又存在相互滋生、相互制约的生理状态及相互影响的病理变化。对脏腑功能的调治，就是消除病理状态，恢复人体的生理功能。这种调治，可能是对某一脏的或补或泻，也可能是对多个相关脏腑的调理，药膳也同样按照中医辨证论治理论，调治脏腑以恢复正常生理机能。药膳中以脏补脏的方法，如肝病夜盲，用羊肝、鸡肝等治疗；肾虚腰痛，用杜仲炒腰花；心脏病用猪心蒸朱砂等，是临床调理脏腑功能的常见方法。

三、扶正祛邪

中医学认为人体之所以患病，是由于病邪的侵袭，制约或损伤了正气，扰乱了人体的脏腑气血阴阳，治疗的目的就是祛除邪气，扶助正气，达到正胜邪却，恢复健康的目的。正邪的相争可能出现很多情况，表现出不同病证，基本观点是"正气内存，邪不可干""邪之所凑，其气必虚"。故病证总与正虚与邪犯相关。邪气有外来和内生的区别，正虚有虚甚和被制约的不同。施膳必须认识是正虚为主，还是邪盛为主，是内生病邪，还是外侵病邪，然后决定施膳方法。基本原则是，邪气盛必须先祛邪，使邪去正复；正气虚甚者宜以扶正为主，使正气复而邪自却。如果邪盛而补正，或正虚而攻邪，都会使病证进一步发展，甚或恶化。

四、三因制宜

"三因"制宜是指"因人、因时、因地"制宜。人有男女、老幼、壮衰的不同，对病邪的抵抗力，病后恢复的能力等均存在明显差异。时序有四时寒暑的变更，在时序的这些变化中，人体的阴阳气血也随着变化，在病理过程中对病邪的抗御能力不同。地理有南北高下，环境就有燥湿温凉的差别，也对人体正气产生很多变数。由于这些差异的存在，对同一病证的施膳就不能千篇一律，必须根据各自的不同状态，制订相应的适宜措施，才能达到良好的调治效果。

五、勿犯禁忌

禁忌，是药治与药膳应用时均需注意的问题。禁忌表现在几个方面：一是有些药相互之间不能一起配伍应用，如中药配伍的传统说法"十八反""十九畏"。二是某些特殊状态时的禁忌，如妇女妊娠时，各种生理状态都发生了某些变化，胎儿的生长发育易受外界影响，因而有妊娠禁忌，主要禁用一些性能峻猛或毒性剧烈类药，如大戟、芫花、巴豆等；破血逐瘀类药，如水蛭、三棱、莪术等；催吐类药，如瓜蒂、常山、藜芦；通窍攻窜类药，如麝香、山甲等。禁用这些药以防伤胎、动胎。三是用膳禁忌，俗称忌口，指在应用某些药或药膳时不宜进食某些药、食。如服用治疗感冒的药膳时，不宜进食过分油腻的食物，以防滞邪。用常山时忌葱，用地黄、首乌忌葱、蒜、萝卜。四是病证禁忌，某些病证也须禁忌某些食物，如高血压禁辛辣，糖尿病忌高糖饮食，体质易过敏者当忌鱼、虾等。很多禁忌为传统说法，未必都有确切依据，但尽可能遵循或有利于药膳运用。

第五章　药膳的制作

一、药膳原料的炮制

炮制，是指药膳原材料的加工准备，需要采用一些较为特殊的制备工艺。具体地说，是结合了中药的炮制工艺和食物的准备过程，但与中药加工亦有不同。

1. 炮制目的

药膳所用药物和食物在制作及烹调前，必须对所用原料进行加工炮制，使其符合食用、防病治病及烹调、制作的需要。

（1）除去杂质和异物，保证药膳的卫生纯净。未经炮制的原料多带有一定的泥水杂质、皮筋、毛桩等非食用部分，制作药膳前必须经过严格地分离、清洗，达到洁净的要求。

（2）矫味矫臭，增强药膳的美味。某些原料有特殊的不良气味，为人所厌，如羊肉之膻味、紫河车之血腥、狗肾的腥臭、鲜笋的苦涩。必须经过炮制以消除，方能制做出美味药膳。

（3）选取效能部位，发挥更好的疗效。很多原料的不同部分具有不同功效，如莲子补脾止泻、莲心清心之热邪、莲房用之止血等。选取与药膳功效最相宜的部分，减少"药"对食物的影响，更好地发挥药膳的功效。

（4）增强原料功能，提高药膳的效果。未经炮制的某些原料功效不强，须经炮制以增强功效。如茯苓经乳制后可增强滋补，香附醋制后易入肝散邪，雪梨去皮用白矾水浸制能保持色鲜、增强祛痰功效。

（5）减轻原料毒性，保证食用安全。为防止毒性影响，必须对有毒原料进行炮制加工以消除或减轻毒性。如生半夏能使人呕吐、咽喉肿痛，炮制后可消除这些毒性功效。

（6）改变原料性能，有选择性地发挥功效。如生地性寒，善于清热凉血、养阴生津，炮制成熟地后则性温，长于补血滋阴；花生生则性平，炒熟后则性温。

（7）保持原料成分，利于工业化生产。为了避免某些原料的有效成分损失，或适应工业化生产的需要，对某些原料采用科学技术提取有效成分，以保持食品含量、质量稳定，或便于批量制作。如银花制取银花露、冬虫夏草提汁、鸡肉中提取鸡精等。

2. 炮制方法

（1）净选：选取原料的应用部分，除去杂质与非药用部分，以适应药膳的要求，常根据不同原料选用下述方法。

①筛选：拣或筛除泥沙杂质，除去虫蛀、霉变部分。

②刮：刮去原料表面的附生物与粗皮。如杜仲、肉桂去粗皮，鱼去鳞。

③火燎：在急火上快速烧燎，除去原料表面绒毛或须根，但不能使原料内质受损。如狗脊、鹿茸燎后刮去茸毛，禽肉燎去细毛。

④去壳：硬壳果类原料须除去硬壳，便于准确投料与食用，如白果、核桃、板栗等。动物类原料去蹄爪或去皮。

⑤碾：除去原料表面非食用部分，如刺蒺藜、苍耳碾去刺。或将原料碾细备用。

（2）浸润：用水对原料进行加工处理。但有些原料的有效成分溶于水，处理不当则容易丢失，故应根据原料的不同特性选用相应的处理方法。

①洗：除去原料表面的泥沙、异物。绝大多数原料都必须清洗。

②泡：质地坚硬的原料经浸泡后能软化，便于进一步加工。蔬菜类经浸泡可除去残留农药。

③润：不宜水泡的原料需用液体浸润，使其软化而又不至于丢失有效成分。浸润常有下列各种方法：a. 水润，如清水润燕窝、贝母、虫草、银耳、蘑菇等；奶汁润，多用牛、羊乳，如润茯苓、人参等；b. 米泔水润，常用于消除原料的燥性，如润苍术、天麻等；c. 药汁润，常用于使原料具有某些药性，如山楂汁浸牛肉干、吴萸汁浸黄连等；d. 碱水润，常使用 5% 碳酸钠溶液或石灰水，润发鱿鱼、海参、鹿筋、鹿鞭等。

（3）漂制：为减低某些原料的毒性和异味，常采用在水中较长时间和多次换水的漂洗法，如漂半夏。漂洗时间长短和换水次数需根据原料性质、季节气候的不同来决定。冬季日换一次水，夏季则宜换 2 ~ 3 次，一般漂 3 ~ 10 天。

（4）焯制：用沸水对原料进行处理。除去种皮，将原料微煮，易搓去皮，去杏仁、扁豆等皮常用；余去血水，使食品味鲜汤清，去鸡鸭、肉类血水常用；除腥膻味，熊掌、牛鞭等多加葱叶、生姜、料酒同煮等。

（5）切制：对干品原料经净选、软化后，或新鲜原料经洗净后，根据性质的不同、膳肴的差异，切制成一定规格的片、块、丁、节、丝等不同形状，以备制膳需要。切制要注意刀工技巧，其厚薄、大小、长短、粗细等均尽量均匀，方能保证良好美观的膳形。

（6）炒制：将原料在热锅内翻动加热，炒至所需要的程度。一般有下述各法。

①清炒法：不加任何辅料，将原料炒至黄、香、焦的方法。炒黄，将原料在锅内文火加热，不断翻动，炒至表面呈淡黄色，使原料松脆，便于粉碎或煎出药效，并可矫正异味。如鸡内金炒至酥泡卷曲，使腥气溢出。炒焦，将原料在锅内翻动，炒至外黑存性为度，如焦山楂。炒香，将原料在锅内文火炒出爆裂声或香气，如炒芝麻、花

生、黄豆等。

②麸炒法：先将麦麸在锅内翻炒至微微冒烟，再加入药物或食物，炒至表面微黄或较原色深为度，筛去麸后冷却保存。此法可健脾益胃，减去原料中油脂，如炒川芎、白术等。

③米炒法：将大米或糯米与原料在锅内同炒，使均匀受热，以米炒至黄色为度。主要为增强健脾和胃功效，如米炒党参。

④盐炒或砂炒法：先将油制过的盐或砂在锅内炒热，加入原料，炒至表面酥脆为度，筛去盐砂即成。本法能使骨质、甲壳、蹄筋、干肉或质地坚硬的原料去腥、松酥，易于烹调，如盐酥蹄筋、砂酥鱼皮。

（7）煮制：清除原料的毒性、刺激性或涩味，减少其副作用。根据不同性质，将原料与辅料置锅内加水过药面共煮。煮制时限应据原料情况定，一般煮至无白色或刚透心为度。如加工鱼翅、鱼皮。

（8）蒸制：将原料置适当容器内蒸至透心或特殊程度。如熊掌经漂刮后加酒、葱、姜蒸2小时后进一步加工。

（9）炙制：将原料与液体辅料蜂蜜或酒，或盐水、药汁、醋等共同加热翻炒，使辅料渗进原料内部。用蜜炒为蜜炙，可增加润肺功效，如蜜炙黄芪、甘草。酒与原料同炒为酒炙，如酒炒白芍。原料与盐水拌过，晾微干后炒为盐炙，如盐炒杜仲。原料与植物油同炒为油炙，加醋炒为醋炙，如醋炒延胡索。

3. 药液制备法

药液指烹制药膳所用的特殊液体类原料。通过一定的提取方法，把原料中的有效成分析出备用。原则是使用不同溶剂将所需成分尽可能提出，不提或少提其他成分。要求溶剂有良好的稳定性，不与原料起化学反应，对人体无毒无害。常用溶剂有水、乙醇、苯、氯仿、乙醚等。水最常用，提取率高，但选择性不强。乙醇是常用有机溶液，选择性好，易回收，防腐功效强，但成本较高，易燃。苯、氯仿、乙醚等选择性强，不易提出亲水性杂质，但挥发性大，一般有毒，价格高，提取时间较长。

（1）提取

①煎煮法：多用水作溶剂，煮沸提出有效成分。提取率高，多数有效成分可提出。

②渗漉法：采用溶剂通过渗漉筒浸出原料的有效成分。常用乙醇，酸性或碱性溶液。

③蒸馏法：利用水蒸气加热原料，使所含有效成分随水蒸气蒸馏出来。常用于挥发油的提取和芳香水的制备。

④回流法：采用有机溶剂进行加热，提取原料中的有效成分，防止溶剂挥发。如提取川贝、冬虫夏草有效成分。

（2）过滤：滤除沉淀，获取澄明药液的方法，主要有如下方法。

①常压过滤法：多用于原料提取液首次过滤，滤过层多用纱布，滤器常用漏斗。

②减压过滤法：减小滤液下面的压力，以增加滤液上下之间的压力差，使过滤速度加快。可用抽气机或其他抽气装置。

③瓷质漏斗抽滤法：将瓷质漏斗与抽滤瓶连接，塞紧橡皮塞；以 2 ～ 3 层滤纸平铺于漏斗内，加入少量去离子水，抽紧滤纸，加入适量药液，即可开始抽滤。

④自然减压法：增加漏斗体长度，加长漏斗出口管，并于漏斗下盘绕一圈，使液体在整个过滤过程中充满出口管，以增加滤器上下压力差，提高滤速。

⑤助滤法：药液不易过滤澄清，或滤速过慢时，加助滤剂助滤的过滤方法。常用助滤剂有滑石粉、纸浆。用去离子水将助滤剂调成糊状，安装好抽滤装置，助滤剂加入瓷质漏斗内，加离子水抽滤，至洗出液澄明，不含助滤剂后，再正式过滤药液。

（3）浓缩：从原料中提取的溶液，一般单位容积内有效成分含量低，需提高浓度，以便精制。常用浓缩方法有蒸发浓缩和蒸馏浓缩。

①蒸发浓缩法：通过加热使溶液水分挥发的方法。适用于有效成分不挥发、加热不被破坏的提取液。有直火蒸发与水浴蒸发。直火蒸发是将提取液先用武火煮沸，后改文火保持沸腾，不断搅拌，浓缩到一定量和稠度。此法温度高，蒸发快，但锅底易发生焦煳与炭化。水浴蒸发是间接加热，将装提取液的小容器置于装水的大容器内，加热大容器，使提取液浓缩。此法克服了直火时的焦煳与炭化，但速度慢。故可先用直火，后改水浴蒸发。

②蒸馏浓缩法：将原料液在蒸馏器内加热到汽化，通过冷凝回收剂回收溶剂，同时浓缩原料液。常用于有机溶剂溶液，以便回收溶剂，降低成本。其中常压蒸馏在正常气压下进行，适用于有效成分受热不易破坏的提取液。减压蒸馏在降低蒸馏器内液面压力下浓缩。压力降低，沸点也降低，蒸发速度加快，故溶液受热温度低，受热时间短，效率高。适用于沸点较高，有效成分遇高温易破坏的提取液。

二、药膳制作工艺

药膳制作是按膳食加工的基本技能，根据药膳的特殊要求加工、烹饪，调制膳食的过程。制作工艺既需要相应的熟练加工技能，又具有药膳制作的特点。

1. 药膳制作特点

药膳不同于普通膳食，除具有一般膳食所具有的色、香、味、形以外，它还具有治病强身、美容保健、延缓衰老等疗效，因此，在选料、配伍、制作方面还有其自身的特殊性。

（1）原料的选用特点：一般膳食的功能是提供能量与营养，需保持一定的质与量，同时为适应"胃口"的不同而需要不断改变膳食原料与烹调方法。药膳则是根据不同病证、不同体质状态，针对性地选取原料，如附片、狗肉、鹿鞭等具有温肾壮阳的功能，针对体质偏于阳虚，具有畏寒怕冷、腰膝冷痛或酸软，甚或阳痿早泄等情况选用。尽管这些食品也营养丰富，但并不适宜于所有人群。因此，药膳原料的选用与组合，所强调的是科学配伍，在中医药理论指导下选料与配方。如体弱多病的调理，须视用膳者体质所属而选用或补气血，或调阴阳，或理脏腑的药膳；年老体弱的调理，需根据不同状态，选用或调补脾胃，或滋养阴血的药膳，以达到强壮体魄，延缓衰老的目的。

（2）药膳的烹调特点：由于药膳含传统的中药部分，即主要起"疗效"功效的原料。对这一部分原料的烹饪，除了需要在原料准备过程中的科学加工以外，在烹饪过程中，药的部分必须尽可能地避免有效成分的丧失，以期良好地发挥药效，因而必须讲究烹饪形式与方法。传统的药膳加工以炖、煮、蒸、焖为主，这样使药物在加热过程中能最大限度地溶解出有效成分，增强功效。药膳形式常以汤为主，通过炖、煮，使有效成分溶解并保存于汤中，以保持良好的疗效。如十全大补汤、鹿鞭壮阳汤、八宝鸡汤等，汤类约占药膳品类的一半以上。

（3）药膳的调味特点：膳食的调味是为获得良好的口感，以满足用膳者对美味的追求。但很多调味品具有浓烈的味感，在中医学中，它们本身就具有相应的性味功能。在药膳烹调过程中，调味品的运用要讲究原则与方法。一般而言，各种药膳原料经烹调后都具有其自身的鲜美口味，不宜用调味剂改变其本味。因为各种药品的味就是其功能组成的一部分，所以，应当尽量地保持药膳的原汁原味。有些必须经过调味才能为人们所乐于食用，一般的调味品如油、盐、味精等，在药膳中也为常用品。但胡椒、小茴香、八角茴香、川椒、桂皮等，由于本身具有浓烈的香味，且性多为辛甘温热类，在药膳烹调中应根据情况选用。一些具有腥、膻味的原料，如龟、鳖、鱼、羊肉、动物鞭等，可用一定的调味品以矫正异味。温阳类、活血养颜类药膳，可选用辛香类调味品。如果药膳功效以养血滋阴为主，用于偏阴虚热燥的用膳者，则辛香类调味品应少用。但是，由于辛香类调味品本身的性味特点，多具有行气活血、辛香发散的功效，在药膳的配伍中可作为一个方面的药效成分考虑，视为药膳原料的组成部分。如用于风寒感冒的药膳，生姜既是矫味剂，又是药物；在活血类药膳中使用辛香调料，可增强药膳行气活血的功效；在滋阴类药膳中，配伍辛香类调味剂，又可达到滋而不腻、补中兼行的功效；调补脾胃类药膳配伍辛香调味，本身又具有芳香醒脾的功效。因此，在药膳烹调过程中，调味品的运用，既有矫味的功效，又有药理功效，用与不用，多用少用，应在辨证施膳理论指导下灵活掌握，而不仅仅是迎合用膳者的口味。

2. 药膳制作要求

作为特殊的膳食，药膳的制作除必须具备一般烹调的良好技能外，尚须掌握药膳烹调的特殊要求。

（1）既要精于烹调技术，又必须具备中医药知识。由于药膳原料必须有药物，药物的性能功效与药物的准备、加工过程常常有着密切的关系。如难于溶解的药宜久煮才能更好地发挥药效，易于挥发的药物则不宜久熬，以防有效成分损失。气虚类药膳不宜多加芳香类调味品，以防耗气伤气；阴虚类药膳不宜多用辛热类调味品，以防伤阴助热等。如果对中药的性能不熟悉，或不懂中医理论，一味只讲究口味，便会导致药效的减低，甚或引起相反的功效，失去药膳的基本功能。

（2）既要注意疗效，又必须讲究色香味形。药膳不同于普通膳食，就在于药膳具有保健防病，抗衰美容等保健治疗功效。首先应尽最大可能保持和发挥药食的这一功能。既作为膳食，它又具有普通膳饮的功效。而普通膳食必须在色、香、味、形诸方面制作加工出特点，才能激发用膳者的食欲。如果药膳体现出来的全是"药味"，不讲究膳食的基本功能，影响食欲，不仅不能起到药膳的功能，反而连膳食的功效也不能达到。因此，药膳的烹制，其功效与色泽、口味、香味、造型必须并重，才能达到药膳的基本要求。

（3）配料必须严谨。药物的选用与配伍，必须遵循中医理法方药的原则，注意药物与药物、药物与食物、药物与配料、调味品之间的性效组合。任何食物和药物都有其四气或四性、五味，对人体五脏六腑功能都有相应的促进或制约关系，只是常用药物的性味更为人们所强调。因此，选料应当注意药与药、药与食之间的性味组合，尽量应用相互促进的协同功效，避免相互制约的配伍，更须避开配伍禁忌的药食配合，以免导致副功效的产生。

（4）隐药于食，在感官上保持膳食特点。由于药膳以药物与食物为原料，药膳烹调的感官感觉很重要。如果药膳表现为以药物为主体，用膳者会感觉到是在"用药"而不是"用膳"，势必影响胃口，达不到膳食营养的要求。因此，药膳的制作在某些情况下还要求必须将药物"隐藏"于食物中。

大多数的单味药或较名贵的药物，或本身形质色气很好的药物不必隐藏，它们可以给用膳者在良好的感官刺激，如天麻、枸杞、人参、黄芪、虫草、三七等，可直接与食物共同烹调，作为"膳"的一部分展现于用膳者面前。这属于见药的药膳。

某些药物由于形色气味的原因，或者药味较多的药膳，则不宜以药物的本身呈现于药膳中，或由于药味太重，或由于色泽不良而影响食欲，则必须药食分制，取药物制作后的有效部分与一定的食物混合。这属于不见药的药膳。这类药膳的分制可有不同方法，或将药物煎后取汁，用药汁与食物混合制作；或将药食共烹后去除药渣，仅留食物供食用；或将药物制成粉末，再与食料共同烹制。这种隐药于食的方法可使用膳者免受不良形色气味药物影响食欲，达到药膳的功效。

至于普通膳食制作即必须遵循的原则，如必须符合卫生法规的要求，选料必须精细，制作务必卫生，烹调讲究技艺，调味适当可口等，更是烹调药膳的基本要求。

3. 药膳制法

药膳的品类繁多，根据不同的方法可制做出不同的药膳，以适应人们的不同嗜好及变换口味。依常用膳饮，可分为热菜类、凉菜类、饮料类、面点类和药酒类。

（1）热菜类药膳制法：热菜类是药膳运用最多的品种，尤其对东方民族来说，热菜是必备菜肴。热菜的制作主要有炖、蒸、煨、煮、熬、炒等法。

①炖：炖是将药物与食物加清水，放入调料，先置武火上烧开，再置文火上熬煮至熟烂，一般需文火 2 ～ 3 小时。特点是质地软烂，原汁原味，如雪花鸡汤、十全大补汤的制作法。

②煮：将药物与食物同置较多量的清水或汤汁中，先用武火烧开，再用文火煮至熟，时间比炖宜短。特点是味道清鲜，能突出主料滋味，色泽亦美观。

③熬：将药物与食物置于锅中，注入清水，武火煮沸后改用文火，熬至汤汁浓稠。烹制时间较炖更长，多需 3 小时以上。适用于含胶质重的原料。特点是汁稠味浓。

④煨：将药物与食物置煨锅内，加入清水、调料，用文火或余热进行较长时间的烹制，慢慢煨至软烂。特点是汤汁浓稠，口味醇厚。如川椒煨梨。

⑤蒸：利用水蒸气加热烹制。将原料置于盛器内，加入水或汤汁、调味品，或不加汤水，置蒸笼内蒸至熟或熟烂。特点是笼内温度高（可达 120℃以上），原料水分不再蒸发，药膳可保持形状的完整，造型的整齐美观，口味原汁原味。因原料不同，又有粉蒸、清蒸、包蒸的不同。

⑥炒：将油锅烧热，药膳原料直接入锅，于急火上快速翻炒至熟，或断生。特点是烹制时间短，汤汁少，成菜迅速，鲜香入味，或滑嫩，或脆生。有生煸、回锅（熟炒）、滑炒、软炒、干煸的不同。

⑦爆：多用于动物性原料。将原料经初步热处理后，先用热油锅煸炒辅料，再放入主料，倒入芡汁快速翻炒至熟。特点是急火旺油，短时间内加热，迅速出锅，成菜脆嫩鲜香。

⑧熘：原料调味后经炸、煮、蒸或上浆划油等初步加热后，再以热油煸炒辅料，加入主料，然后倒入兑好的芡汁快速翻炒至熟。熘法必须勾芡。特点是成菜清亮透明，质地鲜嫩可口。有炸熘、滑溜、软溜的不同。

⑨炸：将锅中置入较多量的油加热，药膳原料直接投入热油中加热至熟或黄脆。可单独烹制，也是多种烹调法的半成品准备方法。特点是清香酥脆。有清炸、干炸、软炸、酥炸、松炸、包炸等不同。

其他如烩、扒、卤、烧、扒丝、挂霜等烹调法也是药膳热菜的常用加工方法。

（2）凉菜类药膳制法：凉菜类药膳是将药膳原料或经制熟处理，或生用原料，经加工后冷食的药膳菜类。有拌、炝、腌、卤、蒸、冻等方法。

①拌：将药膳原料的生料或已凉后的熟料加工切制成一定形状，再加入调味品拌合制成。拌法简便灵活，用料广泛，易调口味。特点是清凉爽口，能理气开胃。有生拌、熟拌、温拌、凉拌的不同。

②炝：将原料切制成所需形状，经加热处理后，加入各种调味品拌渍，或再加热花椒炝成药膳。特点是口味或清淡，或鲜咸麻香，有普通炝与滑炝的不同制法。

③腌：将原料浸入调味卤汁中，或以调味品拌匀，腌制一定时间排除原料内部的水分，使原料入味。特点是清脆鲜嫩，浓郁不腻。有盐腌、酒腌、糟腌的不同制法。

④冻：将含胶质较多的原料投入调味品后，加热煮制达一定程度后停止加热，待其冷凝后食用。特点是晶莹剔透、清香爽口。但原料必须是含胶汁多者，否则难以成冻。

很多凉菜必须要前期加工后方能制作，卤、蒸、煮为常用前期制法。通常用于动物类药膳原料，如凉菜卤猪心、筒子鸡等即需先卤熟、蒸熟后制作凉菜。

（3）药粥的制法：药粥是药物与米谷类食物共同煮熬而成。具有制法简单、服用方便、易于消化吸收的特点。药粥被古人推崇为益寿防病的重要膳食。如南宋陆游即说："世人个个学长生……只将食粥致神仙。"药粥须根据药物与米谷不同特点制作。

①生药饮片与米谷同煮：将形、色、味均佳，且能食用的生药与米共同煮制。如红枣、百合、怀山药、薏苡仁、龙眼肉等与米煮粥，既使粥增加形色的美观，又使味道鲜美而增强疗效。如薏苡仁莲子粥。

②中药研末与米谷同煮：较大的中药块，或质地较硬的药物，难以煮烂时，将其粉碎为细末后与米同煮。如茯苓、贝母、天花粉等，多宜研末作粥。

③药物提汁与米谷同煮：不能食用，或感官刺激太强的药物，如川芎、当归等，不宜与米谷同煮，须煎煮取汁与米谷共煮制粥。如麦门冬粥、参苓粥。

④汤汁类与米谷同煮：将动物乳汁，或肉类汤汁与米谷同煮制粥。如鸡汁粥、乳粥。

（4）药膳饮料制法：药膳饮料包括药酒、保健饮料、药茶等。它们以药物、水或酒为主要原料加工制作成饮料，具有保健或治疗功效。

①药酒配制法：以白酒、黄酒为基料，浸泡或煎煮相应的药物，滤去渣后所获得的饮料。酒是最早加工而成的药品和饮料两用品。酒有"通血脉，行药力，温肠胃，御风寒"功效，酒与药合，可起到促进药力的功效，所以，药酒是常用的保健治疗性饮料。制作有冷浸法、热浸法、煎煮法、酿造法等不同工艺。

②保健饮料制作法：以药物、水、糖为原料，用浸泡、煎煮、蒸馏等方法提取药液，再经沉淀、过滤、澄清，加入冰糖、蜂蜜等兑制而成。特点是能生津养阴、润燥止渴。

③药茶的制法：将药物与茶叶相配，置于杯内，冲以沸水，盖闷15分钟左右即可饮用。也可根据习惯加白糖、蜂蜜等；或将药物加水煎煮后滤汁当茶饮；或将药物加工成细末或粗末，分袋包装，临饮时以开水冲泡。特点是清香醒神，养阴润燥，生津止渴。

（5）药膳面点制法：将药物加入面点中制成的保健治疗食品。这类食品可作主食，也可作点心类零食。多是将药物制成粉末，或药物提液与面点共同合揉，按面点制法加工而成。主要制作工艺包括和面、揉面、下药、上馅等工艺流程。

第六章　四季养生与药膳

四季养生是指根据春、夏、秋、冬四季节气变化，采用不同的调养护理方法，达到天人合一、延年益寿目的的一种养生原则和方法。

生命的产生是天地间物质与能量相互作用的结果。人类需要摄取饮食，呼吸空气与大自然进行物质交换，从而维持正常的新陈代谢活动，这都表明人与天地的密不可分性。人体不但要依靠天地之气所提供的物质条件才能获得生存，同时还要适应四时阴阳的变化规律，才能发育成长。明代大医学家张景岳说："春应肝而养生，夏应心而养长，长夏应脾而养化，秋应肺而养收，冬应肾而养藏。"人体五脏的生理活动，必须适应四时阴阳的变化，才能与外界环境保持协调平衡。由此可见，药膳、养生、四季有着密切的关联性。

一年四季气候变化的正常规律为春温、夏热、秋燥、冬寒。自然界一切生物在四季气候变化的影响下，必然产生相应的变化，这就是春生、夏长、秋收、冬藏的自然规律。人体的生理功能也是与大自然相适应的，一年四季机体的新陈代谢若违反这一规律，四时之气便会伤及五脏，即所谓"春伤于风、夏伤于暑、秋伤于湿、冬伤于寒"。《素问·四气调神大论》曰："阴阳四时者，万物之始终也，死生之本也。逆之则灾害生，从之则苛疾不起，是谓得道。"这就更进一步说明了人体健康与四季气候的变化是紧密相连的。

本章简要论述春、夏、秋、冬四季不同的养生观与饮食药膳原则。

第一节　春季养生与药膳

一、春季养生观

一年之计在于春。春季有三个月，从立春到立夏之间为春季，包括立春、雨水、惊蛰、春分、清明、谷雨六个节气，是一年中最美好的季节。春季养生一定要与春季充满活力的季节特点相顺应，保持新陈代谢的平衡，使精神饱满，为一年的身体健康打好基础。

　　春季养生要顺应春天阳气生发、万物始生的特点，注意保护阳气，着眼于一个"生"字。按自然界属性，春属木，与肝相应。春季多风，阳气升发；肝通于春，肝喜条达而恶抑郁，肝的生理特点主疏泄，在志为怒。因此，在春季精神养生方面，要力戒暴怒，更忌情怀忧郁，做到心胸开阔，乐观向上，保持心境恬愉的好心态。同时要充分利用、珍惜春季大自然"发陈"之时，借阳气上升，万物萌生，人体新陈代谢旺盛之机，通过适当地调摄，使春阳之气得以宣达，代谢机能得以正常运行。春季养生首先提倡早睡早起。如果能够遵守春季这一起居原则，就能避免和消除紧张心理，保持良好的精神状态，易于激发内在潜力，有利于机能的发挥。春季的食物应选辛、甘和温润之品，忌酸、滑、苦、涩之味，这样才符合阴阳合和之旨。春季锻炼应根据不同年龄、性别、职业、兴趣爱好选择项目，因人而异，施于不同的训练强度。原则上提倡增加户外活动，让身心在春光中得到沐浴，汲取自然的活力，增强机体抗病能力。春季是一个季节变化非常大的季节，由于人体腠理开始变得疏松，对寒邪的抵抗能力有所减弱，所以，初春时节特别是生活在北方地区的人不宜顿去棉服，年老体弱者换装尤宜审慎，不可骤减。

　　春季养生应该"戒暴怒以养其性，少思虑以养其神，省言语以养其气，绝私念以养其心"，就是说合理调控精神和行为对身心健康十分有利。

　　由于春季气温变化无常，疾病很容易肆虐。所以，春季养生要注意防病保健。特别是初春，天气由寒转暖，各种致病的细菌、病毒随之生长繁殖。温热毒邪开始活动，现代医学所说的流感、流脑、麻疹、猩红热、肺炎也多有发生和流行。应尽量避免去人多拥挤的公共场所。

　　春季，人体的组织器官充满活力，但民谚常说"百草回芽，旧病萌发"。可见春季是疾病多发的季节。春季的健康与上年冬天的养生休戚相关，春天的多发病，如肺炎、肝炎、流脑、腮腺炎、过敏性哮喘、心肌梗死、精神疾病等都与冬季失养有关。上一季的气候通常会影响下一季的气候，如冬天的非时之暖，出现桃李反花，来年就很可能会出现春寒反潮。而顺应自然，保护自己，因势利导，知所趋避则是基本的养生准则。

二、春季饮食原则

　　春季，万物勃发、阳气初生，在饮食方面，要注意与五脏、五味相协调。《素问·脏气法时论》说："肝主春……肝苦急，急食甘以缓之……肝欲散，急食辛以散之，用辛补之，酸泻之。"春季宜食辛甘发散之品，不宜食酸收之味。在五脏与五味的关系中，酸味入肝，具收敛之性，不利于阳气的生发和肝气的疏泄，饮食调养要投其脏腑所好，即"违其性故苦，遂其性故欲"。所以，春季养生要有目的地选择一些柔肝养肝、疏肝理气的草药和食品，草药如枸杞、郁金、丹参、延胡索等，食品选择辛温发散的豆豉、葱、香菜、花生等灵活地进行配方选膳。

早春时节，气温仍比较寒冷，人体为了御寒要消耗一定的能量来维持基础体温。所以早春期间的营养构成应以高热量为主，除谷类制品外，还应选用黄豆、芝麻、花生、核桃等食物，以便及时补充能量。由于寒冷的刺激可使体内的蛋白质分解加速，导致机体抵抗力降低而致病，因此，早春期间还需要补充优质蛋白质食品，如鸡蛋、鱼类、虾、牛肉、鸡肉、兔肉和豆制品等。上述食物中含有丰富的蛋氨酸，而蛋氨酸具有增强人体耐寒的功能。

春天，又是气候由寒转暖的季节，气温变化较大，细菌、病毒等微生物开始繁殖，活力增强，容易侵犯人体而致病，所以，在饮食上应摄取足够的维生素和无机盐。小白菜、油菜、柿子椒、西红柿等新鲜蔬菜和柑橘、柠檬等水果，富含维生素 C，具有抗病毒功效；胡萝卜、苋菜等黄绿色蔬菜，富含维生素 A，具有保护和增强上呼吸道黏膜和呼吸器官上皮细胞的功能，从而可抵抗各种致病因素侵袭；富含维生素 E 的食物也应食用，以提高人体免疫功能，增强机体的抗病能力，这类食物有芝麻、青色卷心菜、菜花等。

三、春季推荐药膳

1. 首乌肝片

【原料】首乌 30g，鲜猪肝 250g，水发木耳 25g，青菜叶少许，绍酒、醋、盐、淀粉、鲜汤、酱油、葱、姜、蒜、油适量。

【制法】首乌煎汤浓缩，取 20mL 药液备用，猪肝剔筋洗净切片，葱、姜、蒜洗净，葱姜切丝，蒜切片，青菜洗净控干。

将猪肝片放入首乌汁内浸蘸（取一半首乌汁），加少许食盐，放适量淀粉搅拌均匀，另把剩余的首乌汁、酱油、绍酒、醋、湿淀粉和鲜汤兑成滋汁。

炒锅置大火上烧热入油，待油热放入拌好的猪肝片滑透，用漏勺淋取余油，锅内剩少量油，下入蒜片、姜末略煸出香味下猪肝、水发木耳，爆炒数分钟，将青菜叶入锅翻炒数次，八成熟时倒入滋汁炒拌均匀，出锅前把葱丝下锅，翻炒即下，起锅即成。

【功效】补肝肾，益精血，乌发明目。首乌既能保肝，又可降脂、降压；木耳有通利血脉之效，无病常吃也能健身益寿。

2. 虾仁韭菜

【原料】虾仁 30g，韭菜 250g，鸡蛋 1 个，食盐、酱油、淀粉、植物油、麻油各适量。

【制法】虾仁洗净水发涨，约 20 分钟后捞出淋干水分待用；韭菜择洗干净，切3cm 长段备用；

鸡蛋打破盛入碗内，搅拌均匀加入淀粉、麻油调成蛋糊，把虾仁倒入拌匀待用。

炒锅烧热倒入植物油，待油热后下虾仁翻炒，蛋糊凝住虾仁后放入韭菜同炒，待韭菜炒熟，放食盐、淋麻油，搅拌均匀起锅即可。

【功效】补肾阳、固肾气、通乳汁。韭菜含用大量粗纤维，能刺激肠壁，增强蠕动，故这道菜也可作习惯性便秘患者之膳食。

3. 珍珠三鲜汤

【原料】鸡脯肉 50g，豌豆 50g，西红柿 1 个，鸡蛋 1 个，牛奶 25g，淀粉 25g，料酒、食盐、味精、高汤、麻油适量。

【制法】鸡肉剔筋洗净剁成细泥；5g 淀粉用牛奶搅拌；鸡蛋打开去黄留清；把这三样放在一个碗内，搅成鸡泥待用。

西红柿洗净开水滚烫去皮，切成小丁；豌豆洗净备用。

炒锅放在大火上倒入高汤，放盐、料酒烧开后，下豌豆、西红柿丁，等再次烧开后改小火，把鸡肉泥用筷子或小勺拨成珍珠大圆形小丸子，下入锅内，再把火开大待汤煮沸，入水淀粉，烧开后将味精、麻油入锅即成。

【功效】温中益气，补精填髓，清热除烦。

4. 菊花乌龙茶

【原料】干菊花 2.5g，乌龙茶叶 3g。

【制法】将菊花与乌龙茶叶置入有杯盖的磁杯中。将滚烫的开水冲入，盖紧杯盖，约 2 分钟即可掀盖。菊花香味溢出，趁热饮用。

【功效】清脂去油腻，清肠胃，可达到减肥的效果。中医认为，菊花乌龙茶则可清肝、泻火、降压，治头晕胀痛、口苦咽干、尿黄便结等症。常服有助于降低血浆胆固醇，预防动脉硬化。重要的是冲泡起来简单方便，很适合忙碌的办公室电脑族。

第二节　夏季养生与药膳

一、夏季养生观

夏季包括立夏、小满、芒种、夏至、小暑、大暑六个节气，是一年中阳气最盛的季节。夏季的气候特点是炎热，也即酷暑蒸人的季节。具体又可分为前后两个阶段。前一阶段，自立夏至夏至结束，即农历四、五两个月。此时由于太阳逐渐北移，使地处北半球的我国白昼渐长，夜间渐短，天气日渐炎热，万物生长茂盛。后一阶段，特指农历六月，节气属小暑、大暑。夏季气候炎热，是人体新陈代谢旺盛的时期，人体阳气外发，伏阴在内，此时要顺应自然，注意养生，对防病健身、延年益寿是大有裨益的。

在夏季，人类不仅应熟知外界环境的变化，还要能自动调节其生理活动以适应环境的变化。其生理变化主要体现在以下几点：一是气血运行旺盛。夏季主阳，是阳升之极，阳气盛、气温高，充于外表，人体阳气运行畅达于外，气血趋向于体表。二是津液外泄。夏季炎热，易使人体腠理开泄、津液外泄，出汗量要远远大于其他季节。由于汗液为津液所化，血与津液同出一源，而血又为心所主，故又有"汗为心之液"之称。所以，夏季保存或及时补充津液是非常重要的。三是心通于夏。人体五脏功能都随四时、阴阳五行的变化而变化。因此，为了更好地在夏季应用饮食养生，必须把握时令与脏腑的关系，在夏季三个月里做到有目的地补充心脏所消耗的能量，以保护心气。

夏季养生要注意如下四个方面。

一是精神调养。在炎热的夏天，尤其重视精神的调养，因为神气充足则人体的机能旺盛而协调，神气涣散则人体的一切机能遭到破坏。夏季神气调养要做到神清气和，快乐欢畅，胸怀宽阔，使心神得养。在万物繁荣的夏天，应有广泛的兴趣爱好，利用业余时间多参加一些有意义的文娱活动。

二是起居调养。夏季是人体心火旺、肺气衰的季节，人应晚睡早起，顺应自然，保养阳气。夏天太阳升得早，清晨空气清新，早起后到室外参加一些活动，对增强体质颇有益处。由于夏天中午气温特别高，晚上睡眠时间较短，要适当午睡，以消除疲劳，保持充沛的精力。夏季不可在室外露宿，卧居潮湿之处及坐冷石冷地。睡眠时亦不可让电扇直吹，有空调设备的房间，亦要注意室内外温差不要过大。

三是运动调养。夏季的运动锻炼对健康起着重要的功效。夏天气候炎热，对人体消耗较大，若长时间在阳光下锻炼可能引起中暑，所以，最好在清晨或傍晚天气凉爽时，到公园、河岸、湖边或庭院，选择合适的项目锻炼，如太极拳、太极剑、保健功、广播操、慢跑、散步等。去江河湖海进行游泳锻炼，更令人心旷神怡，有利于调节情志，增进健康。

四是防病保健。夏令天暑地热，若人体正气不足，湿热之邪常乘虚而入，容易引起暑病。在夏季要科学安排工作、学习时间，做到劳逸结合，防止在烈日下过度暴晒，注意室内降温措施，使居室环境尽量做到通风凉爽，保证睡眠，注意饮食，家里备些防暑饮料和药物，如西瓜、酸梅汁、绿豆汤、藿香正气液等。

二、夏季饮食原则

每到炎热的夏季，很多人的胃口就会不好，消化功能降低，且易出现乏力倦怠、胃脘不适等症状，有的人还易发生胃肠道疾患。这是因为，热天人体出汗较多，体内的水分、氯化钠和水溶性维生素（主要是维生素 B_1 和维生素 C）也会随着汗流失不少，引起水盐代谢失调；亦使血液中形成胃酸所必需的氯离子储备减少，导致胃液酸度降低；大量出汗也会使体内钾离子过多丧失；加之为了散热，血液多集中于体表，而胃肠道供血减少；体内蓄热和出汗过多，也使胃肠道内各种消化酶的活性降低。这些劣性改变都会直接或间接地引起食欲减退和消化功能紊乱。若处理不好，亦会诱发其他一些胃肠道疾患。因此，在炎热的夏季必须讲究饮食调节，采取相应有效的科学措施。

（一）适当食用苦味食物

俗话说：福自"苦"中来，苦味食品中所含有的生物碱具有消暑清热、促进血液循环、舒张血管等药理功效。热天适当吃些苦味食品，不仅能清心除烦、醒脑提神，且可增进食欲、健脾利胃。如苦瓜、苦菜、茶叶、咖啡等苦味食品亦可酌情选用。应注意的是，食用苦味食品不宜过量，否则可能引起恶心、呕吐等症状。

（二）适当喝些冷饮

由于高温的影响，人体会产生一系列生理反应，导致精神不振、食欲减退。这时，若能在膳食上合理安排，适当吃些冷饮，不仅能消暑解渴，还可帮助消化，使人体的营养保持平衡，有益于健康，但不可过食冷饮和饮料。雪糕、冰砖等冷食是用牛奶、蛋粉、糖等材料制成，不可食之过多，过食会使胃肠温度下降，引起不规则收缩，可诱发腹痛、腹泻等病症。饮料的品种较多，多饮会影响食欲，严重可损伤脾胃或导致胃肠功能紊乱。

（三）注意补充盐分和维生素

盛夏，人体大量排汗，氯化钠损失比较多，故应在补充水分的同时，注意补充盐分。每天可饮用一些盐开水，以保持体内酸碱平衡和渗透压相对稳定。营养学家还建议：高温季节最好每人每天能补充维生素 B_1、维生素 B_2 各 2mg，钙 1g，这样可减少体内糖类和组织蛋白的消耗，有益于人体健康。故在夏日应多吃一些富含上述营养成分的食物，如西瓜、黄瓜、番茄、豆类及其制品、动物肝脏、虾皮等，亦可饮用一些水果汁。

暑天出汗多，随汗液流失的钾离子也比较多，由此造成的低血钾现象，会引起人体倦怠无力、头昏头痛、食欲不振等症。热天防止缺钾最有效的方法是多吃含钾食物，新鲜蔬菜和水果中含有较多的钾，可多吃些草莓、杏子、荔枝、桃子、李子等；蔬菜中有大葱、芹菜、毛豆等也富含钾。茶叶中亦含有较多的钾，热天多饮茶，既可消暑，又能补钾，可谓一举两得。

（四）注意饮食卫生

暑天饮食卫生特别重要，必须养成良好的饮食卫生和个人卫生习惯。不要买变质的食品原料；膳食最好现做现吃；生吃瓜果要清洗消毒；在做凉菜时，应加蒜泥和醋，既可调味，又能杀菌，还有增进食欲的功效；即使天气再热，饮食上也不可过分贪凉，以防止病原微生物乘虚而入。

（五）宜清淡忌燥热

在饮食方面，热天以清补、健脾、祛暑化湿为原则。肥甘厚味及燥热之品不宜食用，而应选择具有清淡滋阴功效的食品，如鸭肉、虾、鲫鱼、瘦肉、食用蕈类（香菇、蘑菇、平菇、银耳等）、薏苡仁等。经合理烹调，可做成多种美味佳肴，不仅能增进食欲、补充营养，且可消暑健身。此外，还可进食绿豆粥、扁豆粥、荷叶粥、薄荷粥等"解毒药粥"，它们具有一定的祛暑生津功效，而且味美可口。

在高温气候下，人体内蛋白质代谢加快，能量消耗增多，因此蛋白质的供应必须酌量增加，每日的摄入量在 100～120g 为宜，且要求一半以上为鱼类、瘦肉、鸡肉、蛋、奶和豆制品等优质蛋白质，以满足盛夏机体代谢的需求。同时，为增进食欲，在饮食制作方面应力求烹调可口，注意花色品种的增加和变化，亦可适量选用一些辛香类调味品。

三、夏季推荐药膳

1. 绿豆粥

【原料】绿豆 100g，粳米 250g。

【制法】绿豆加水浸泡 4 小时，除净杂质，放入锅内。粳米淘洗干净，也放入锅内。加入适量水，大火煮沸，小火炖煮。至绿豆、粳米熟透，每日早晚食用。

【功效】本品具有清热解暑、解毒利水的功效，适用于暑热、烦渴、水肿、腹泻、痢疾、痈肿等病证。

2. 沙参老鸭汤

【原料】老鸭 1 只，沙参 50g。

【制法】老鸭剁块，飞水，油锅爆炒入料酒，炒出香味，将浸泡好的沙参，入净布包起，同老鸭一同小火微煲，直至酥软，加入调料上桌即可食之。

【功效】补中安脏，消瘀镇惊，清火解热。

3. 百合银花粥

【原料】百合 50g，银花 10g，粳米 100g。

【制法】将百合、银花洗净，分别焙干研成细末备用。将粳米煮沸后放入百合、银花末熬煮成粥，然后放入适量白糖调匀食用。

【功效】清热消炎、生津止渴。

4. 冬瓜赤豆粥

【原料】冬瓜 500g，赤小豆 30g。

【制法】冬瓜去皮切成小丁备用。将赤小豆加水煮沸后放入冬瓜丁及适量冰糖同煮成粥。

【功效】该粥有利小便、消水肿、解热毒、止烦渴的功效。

第三节　秋季养生与药膳

一、秋季养生观

秋季是从立秋至立冬三个月，包括立秋、处暑、白露、秋分、寒露、霜降6个节气。秋季，自然界阳气渐收，阴气渐长，即"阳消阴长"的过渡阶段。秋季，气温开始降低，雨量减少，空气湿度相对降低，气候偏于干燥。秋气应肺，而秋季干燥的气候极易伤损肺阴，从而产生口干舌燥、干咳少痰、皮肤干燥、便秘等症状，所以秋季养生要防燥。秋季养生贵在养阴防燥。秋季阳气渐收，阴气生长，故保养体内阴气成为首要任务，而养阴的关键在于防燥，这一原则应具体贯彻到生活的各个方面。

人们常把初秋的燥气比喻为"秋老虎"，其意思是指燥气易伤人。中医学认为，从性质来分，燥气可有温燥与凉燥之别。初秋之气，由于禀受了夏季炎热气候的余气，刚烈肃杀，形如老虎咬人之凶猛，故称之为温燥；深秋之气，由于接近寒冷的冬季，寒意加深，则称为凉燥。至于进行高温作业的人们，由于出汗太多，引致体内津液严重损耗，则不分季节均可出现，属于中医"内燥"之列。

秋季的主气是"燥"，在人体内，肺属燥金，其气应秋。秋高气爽，空气清新，有利于肺主气、司呼吸之功能；但到秋分以后燥气过盛，超过了人体的防御能力，或虽燥邪不盛，而肺本身的主气、宣发功能薄弱，无力适应秋季的气候变化，无力抵御外邪，则肺所主的皮毛、鼻窍和肺自身就首当其冲，会受到燥邪的危害而产生一系列的病变。

燥邪为病的主要病理特点是：一是燥易伤肺，因肺喜清肃濡润，主呼吸而与大气相通，外合皮毛，故外界燥邪极易伤肺和肺所主之地。二是燥胜则干，在自然界可出现田地龟裂，禾苗枯槁，树叶焦黄；在人体，燥邪耗伤津液，也会出现一派干涸之象，如鼻干、喉干、咽干、口干、舌干、皮肤干燥皲裂，大便干燥、艰涩等。故无论外燥、内燥，一旦发病，均可出现上述津枯液干之象。当然，内燥不限于肺，其他脏器的阴亏液竭，亦可形成内燥之症。

秋季养生要注意三个方面。

一是起居调养。秋天的气候变化较大，早秋热湿，中秋前后燥，晚秋又以凉、寒为主，所以人们在起居上应提高警惕，注意养生。秋天，天高风劲，使肺气收敛，因此睡眠应做到"早睡早起"，睡眠时头向西卧为好。深秋时节气候较寒冷，不宜终日闭户或夜间蒙头大睡，要养成勤开窗通风，夜间露头而睡的习惯，保持室内空气流通，减少呼吸疾患。

二是运动调养。金秋时节，天高气爽，是运动锻炼的好时期。此时机体活动随气候变化而处"收"的状态，阴精阳气也处在收敛内养阶段，所以秋季运动项目不宜过猛。秋日清晨气温低，锻炼时不可穿单衣去户外活动，应根据户外的气温变化来增减衣服。锻炼前一定要做好充分的准备活动，因为人体在气温下降的环境下，会反射性地引起血管收缩，肌肉伸展度降低，神经系统对运动器官调控能力下降，因而极易造成肌肉、肌腱、韧带及关节的运动损伤。锻炼时，衣服不宜一下子脱得太多，待身体发热后，再脱下多余的衣服。锻炼后不要穿着汗湿的衣服在冷风中逗留，以防身体着凉。

三是精神调养。秋季，在精神调养上也应顺应季节特点，以"收"为要，做到"心境宁静"，这样才会减轻肃杀之气对人体的影响，才能适应秋天的特征。如何才能保持心境清静呢？简单地说，就是要"清心寡欲"。私心太重、嗜欲不止会破坏神气的清静。要多做好事，多做奉献。

二、秋季饮食原则

与其他季节相比，秋季是人们食欲比较好的季节，而且秋季食物来源丰富，不过，此时进补要保证膳食中具有均衡的营养。比如蛋白质、脂肪、碳水化合物、纤维素、钙、磷等，另外，还要多吃一些谷类、蛋类、瓜果类食物和补充一些蔬菜水果。同时要注意饮食卫生，在生食蔬菜水果时，一定要注意清洁，以免染上胃肠道疾病。

俗话说"一夏无病三分虚"，立秋一到，气候虽然早晚凉爽，但仍有秋老虎肆虐，故人极易倦怠、乏力、纳呆等。根据中医"春夏养阳，秋冬养阴"的原则，此时进补十分必要。不过，在进补时要注意科学方法。忌无病乱补，忌虚实不分，忌多多益善。

秋季饮食调养应遵循"养阴防燥"的原则，饮食物应以滋润多汁为宜。秋气内应肺，肺是人体重要的呼吸器官，肺气的盛衰关系到寿命的长短。秋季气候干燥，很容易伤及肺阴，使人患鼻干喉痛、咳嗽胸痛等呼吸疾病，所以饮食应注意养肺。要多吃些滋阴润燥的食物，如银耳、甘蔗、燕窝、梨、芝麻、藕、菠菜、鳖肉、乌骨鸡、猪肺、豆浆、饴糖、鸭蛋、蜂蜜、龟肉、橄榄等。秋季，肺的功能偏旺，而辛味食品吃得过多，会使肺气更加旺盛，进而还会伤及肝气，所以秋天饮食要少食辛味食物，如葱、姜、蒜、韭菜、辣椒等。在此基础上多吃些酸味食物，以补肝气，如苹果、石榴、葡萄、芒果、樱桃、柚子、柠檬、山楂、番茄等。

在秋季饮食保健中应注意饮食的定时定量。饮食有节制益人，无节制则伤人。节制饮食中要求定时是为了让胃肠生理机能维持正常的活动，使其有序进行消化，不至于紊乱或过劳。节制饮食中要求定量是为了避免胃肠超负荷活动，以防损伤胃功能，造成消化不良或胃病。老人和小孩消化力较弱，更应定时定量进食。另外，秋天每餐进食宜简不宜繁，这是由于人体阳气衰弱，胃气亦弱，每餐吃品种繁多的食物，不易消化，容易导致胃病。

在秋季，宜多食温食，少食寒凉之物，以保护颐养胃气。如过食寒凉之品或生冷、不洁瓜果，会导致寒凉伤阳，引起腹泻、痢疾等，故有"秋瓜坏肚"之民谚，老人、儿童及体弱者尤其要注意。多吃豆类等高蛋白植物性食物，少吃油腻厚味。饮食上要尽可能少食用葱、姜、蒜、韭、椒等辛味之品，不宜多吃烧烤，以防加重秋燥症状。应贯彻"少辛多酸"的原则，肺主辛味，肝主酸味，辛味能胜酸，故秋季要减辛以平肺气，增酸以助肝气，以防肺气太过胜肝，使肝气郁结。

秋天气候干燥、燥气伤肺，人容易上火，如常吃辛辣的生姜，更容易伤害肺部，加剧人体失水、干燥。所以要少吃辣椒、花椒、桂皮、生姜、葱及酒等辛辣食物。当然，将少量的葱、姜、辣椒作为调味品，并无大碍，但不要常吃、多吃。在古代医书中出现过这样的警示"一年之内，秋不食姜；一日之内，夜不食姜"。

中医把初秋七月称为长夏，因为初秋之时有暑气余威尚盛，又兼雨水甚多的气候特点。长夏主湿，故早秋七月以脾胃病居多。脾喜燥恶湿，湿邪留滞，最易困脾。湿为阴邪，易阻遏气机，损伤阳气，致脾阳不振。此外，长夏天气尚热，生食冷瓜果、冰冻饮料，更助湿邪，损伤脾阳，所以秋七月易见腹满、腹泻之症。脾阳不振，不能运化水湿，水湿停聚而生痰。早秋脾伤于湿，可为冬天的慢性支气管炎等疾病的复发种下病根。

从养生角度看，秋季是很关键的，"春夏养阳，秋冬养阴"，秋季是由夏季往冬季过渡的过程，是进补的黄金季节，此时进补，不仅可以适应秋季气候变化、保证秋季健康，还能为"冬藏"做好准备。但进补方法要恰当，否则不仅收不到预想的效果，有时还会损害健康。秋季易伤人肺脏，出现口干、咽干、唇焦、干咳或气促等症状。秋燥也易伤阴，导致阴虚，因此秋季进补应以滋阴养肺为原则。另外还可因症食补。秋季食补，要选用"补而不峻、防燥不腻"的平补食品。莲子、扁豆、山药，对患有脾胃虚弱、消化不良者有健补之效；银耳、百合乃益中补气、滋养润燥的食品，对口干唇焦的秋燥证候有补益功效，其中，银耳含有蛋白质、脂肪、碳水化合物、钙、铁、镁、磷等微量元素，具有滋阴、润肺、养胃等功效，百合有清心安神、滋肝的功效。在食用银耳时，要先浸泡水发后再煮烂加冰糖食用。

三、秋季推荐药膳

1. 菊花肉片

【原料】鲜菊花100g，瘦猪肉400g，料酒10g，黑木耳20g，莴笋50g，胡萝卜50g，姜5g，葱10g，鸡蛋1个，茭粉25g，盐4g，白糖15g，鸡精、味精各3g，素油35g。

【制法】①将鲜菊花瓣用清水浸漂2小时捞起，沥干水分；黑木耳浸泡后去蒂头，撕成瓣状；胡萝卜、莴苣去皮洗净，切3cm×3cm的薄片，姜切片，葱切段。②将茭粉放入碗内，打入鸡蛋清（蛋黄作他用），加入清水适量，加入猪肉片，令其挂上浆液。③将炒锅置武火烧热，加入素油，烧六成熟时，下入姜葱爆香，再下入猪肉片、料酒，炒变色，再下入黑木耳、胡萝卜、莴笋片炒熟，放入盐、味精、鸡精、鲜菊花即成。

【功效】疏风清热，明目解毒。

2. 玉参焖鸭

【原料】玉竹 50g，沙参 50g，鸭 1 只，葱、生姜、味精、精盐各适量。

【制法】将鸭宰杀后，去毛和内脏，洗净放砂锅（或瓷锅）内，再将沙参、玉竹放入。加适量水，先用武火烧沸，再用文火焖煮 1 小时以上，使鸭肉熟烂，放入调料即可。

【功效】可补肺，润燥。适用于秋天气候干燥，咳喘不已，大便秘结，以及糖尿病、慢性胃炎等病的患者。

3. 贝母甲鱼

【原料】甲鱼 1 只，川贝母 5g，鸡汤 1000g，料酒、盐、花椒、生姜、葱各适量。

【制法】将甲鱼切块放入蒸钵中，加入鸡汤、川贝母、盐、料酒、花椒、姜、葱，上蒸笼蒸 1 小时即成。

【功效】有滋阴补肺之功。适用于慢性支气管炎、肺结核患者，秋季咳嗽气喘、低热、盗汗，也是各种慢性疾病至秋天出现干燥症状的滋补品。

4. 山药糊

【原料】鲜山药 300g，玫瑰酱少许，白糖少许。

【制法】以文火煮烂，捣如糊状，加白糖、玫瑰酱少许拌匀，午后食用。

【功效】山药作为秋季保健养生食品，以此收敛神气，调摄身心。

第四节　冬季养生与药膳

一、冬季养生观

冬季，包括立冬、小雪、大雪、冬至、小寒、大寒 6 个节气，冬季的气候特点主要是寒冷。冬季是万物生机潜伏闭藏的季节，此时天寒地冷、万物凋零，一派萧条零落的景象。自然界的许多动物都纷纷回归巢穴，进入"蛰伏"的冬眠状态之中。中医理论认为，太阳的光明就是天地的阳气。冬天，太阳的光明收藏起来，是为了来年春天的生发，夏天的繁荣，秋天的收获。从自然的角度来讲，"寒"只是冬天的外部特征，从万物生生不息的角度来看讲，冬天的闭藏，意味着为来年积蓄能量。

冬季养生规则的大前提就是"闭藏"，违背了闭藏之道就是违背了养生规则，遵循了闭藏之道就是遵守了养生规则。到了冬季，寒气当令，人体阳气收藏，气血趋向于里，皮肤致密，水湿不能从体表外泄，经肾、膀胱的气化，少部分变为津液而散布周身，大部分化为水，下注膀胱成为尿液，无形中就加重了肾脏的负担。

如果可以把日常生活的起居习惯、饮食习惯、养生锻炼方法、情志特征都归纳到冬天阳气闭藏这个特征上来，那我们就不会错。冬季以寒气为主，若人们不能应时增添衣被，就可使人抵抗力下降，心、胃、肺等脏器的功能紊乱，甚至引起气管炎、胃痛、冠心病复发，使感冒、关节痛、咳嗽、风湿性关节炎、高血压等病发生或加重。

冬季养生要注意科学起居，尽量早睡晚起，起床的时间最好在太阳出来之后。从阳气闭藏角度来讲，早睡晚起就是让阳气能够充分的闭藏。白天人体活动的时候，阳气是处于消耗状态的，晚上睡觉的时候相对来讲是静态的，阳气处于闭藏状态。因此，冬天的睡眠时间比其他三个季节时间要长。早睡可以保养人体阳气，保持温热的身体，而迟起可养人体阴气。待日出再起床，就能躲避严寒，求其温暖。睡觉时不要贪暖而蒙头睡。被窝里的空气不流通，氧气会越来越少，时间一长，空气变得混浊不堪。人在这样的环境中睡觉，就会感到胸闷、恶心或从睡梦中惊醒、出虚汗，第二天会感到疲劳。

冬季养生要注意保暖。冬保三暖的内容包括头暖、背暖、脚暖。背部和头部的保护，有个很简单的方法，就是到室外晒太阳，这是最简单、最经济、最直接的补阳方法。脚暖要习惯用热水洗脚。

冬天养生要注意惜精养神。中医认为，稳定的精神情绪对人体脏腑有着良好的影响，而神志反常，喜怒无度，杂虑太多都会伤神。"喜伤心，悲伤肺，思伤脾，怒伤肝，恐伤肾"，情绪失常会带来脏器的失常。

冬季从事体育锻炼对增进健康是颇有益处的。但是，如果不注意体育卫生，反会给人体带来损害。因此，冬季运动必须注意体育卫生。冬季易患感冒，患感冒或发烧时，千万不要从事剧烈运动。否则，会加重病情，甚至诱发心肌梗死或心肌炎。运动前不要忘记做准备活动。因为在寒冷条件下，人体的肌肉僵硬，关节的灵活性差，易发生肌肉拉伤或关节挫伤。

二、冬季饮食原则

冬季，气候寒冷，阴盛阳衰。人体受寒冷气温的影响，机体的生理功能和食欲等均会发生变化。因此，合理地调整饮食，保证人体必需营养素的充足，提高耐寒能力和免疫功能，使之安全、顺利地越冬，是十分必要的。

首先应保证热能的供给。冬天的寒冷气候影响人体的内分泌系统，使人体的甲状腺素、肾上腺素等分泌增加，从而促进和加速蛋白质、脂肪、碳水化合物三大类热源营养素的分解，以增加机体的御寒能力，这样就造成人体热量散失过多。因此，冬天营养应以增加热能为主，可适当多摄入富含碳水化合物和脂肪的食物。对于老年人来说，脂肪摄入量不能过多，以免诱发老年人的其他疾病，但应摄入充足的蛋白质，因为蛋白质的分解代谢增强，人体易出现负氮平衡。蛋白质的供给量以占总热量的15% ～ 17%为好，所供给的蛋白质应以优质蛋白质为主，如瘦肉、鸡蛋、鱼类、乳类、豆类及其制品等，这些食物所含的蛋白质，不仅便于人体消化吸收，而且富含必需氨基酸，营养价值较高，可增加人体的耐寒和抗病能力。

冬天，又是蔬菜的淡季，蔬菜的数量既少，品种也较单调，尤其是在我国北方，这一现象更为突出。因此，往往一个冬季过后，人体出现维生素不足，如缺乏维生素C、并因此导致不少老人发生口腔溃疡、牙龈肿痛、出血、大便秘结等症状。其防治方法首先应扩大食物来源，冬天绿叶菜相对减少，可适当吃些薯类，如甘薯、马铃薯等。它们均富含维生素 C、维生素 B，红心甘薯还含较多的胡萝卜素，还有清内热、去瘟毒功效。此外，在冬季上市的蔬菜中，除大白菜外，还应选择圆白菜、心里美萝卜、白萝卜、胡萝卜、黄豆芽、绿豆芽、油菜等。这些蔬菜中维生素含量均较丰富。只要经常调换品种，合理搭配，还是可以补充人体维生素需要的。冬季的寒冷，还可影响人体的营养代谢，使各种营养素的消耗量均有不同程度的增加。老年人由于消化吸收和体内代谢因素的影响，往往缺乏钾、钙、钠、铁等元素，再加上冬季人体尿量增多，使上述无机盐随尿液排出的量也增多，因此，应及时予以补充。可多吃些含钙、铁、钠、钾等丰富的食物，如虾米、虾皮、芝麻酱、猪肝、香蕉等。如有钠低者，做菜时，口味稍偏咸，即可补充。

由于一年四季当中，肾经在冬天最为活跃，大部分身体虚弱或失衡的人都由肾虚而引起，而冬天里天寒地冻万物闭藏，进补温热的食物或药物不容易上火，因此冬令进补符合天时，事半功倍。一般来讲，人体的阴阳虚实因人而异，因此，冬季时补和调理的方法也是因人而异，绝对不可盲目追随，不加选择。冬季为肾经旺盛之时，而肾主咸，心主苦，当咸味吃多了，会使本来就偏亢的肾水更亢，从而使心阳的力量减弱。所以冬季宜多食羊肉、狗肉、鸭肉、萝卜、核桃、栗子、白薯等，同时，还要遵循"少食咸，多食苦"的原则。切忌黏硬、生冷食物，因为此类食物属"饮"，易使脾胃之阳气受损。

冬季最好的保健食品莫过于"黑色食品"。黑米、黑豆、黑芝麻、黑木耳、黑枣、黑菇、黑桑葚、乌骨鸡、乌贼鱼、甲鱼、海带、紫菜等都是黑色食品。黑色独入肾经，食用黑色食品，能够益肾强肾，增强人体免疫功能，延缓衰老。肾主藏精，肾中精气为生命之源，是人体各种功能活动的物质基础，人体生长、发育、衰老以及免疫力、抗病力的强弱与肾中精气盛衰密切相关。因此，冬天补肾最合时宜。与羊肉、狗肉一类温肾壮阳食品不同的是，黑米、黑豆、黑芝麻等黑色食品不仅营养丰富，为诸食品之冠，而且大多性味平和，补而不腻，食而不燥，对肾气渐衰、体弱多病的老人尤其有益。

三、冬季推荐药膳

1. 归地烧羊肉

【原料】羊肉 500g，当归 15g，生地 15g，干姜 10g，酱油 25g，葱 10g，姜 3g，蒜

3g，精盐，味精，料酒适量，植物油 500g。

【制法】当归、生地、干姜均切片，每种挑出外形完整美观的饮片各 5g 备用。剩余部分提取混合浓缩汁 25mL。把羊肉切成长约 5cm，宽 2cm 的片。旺火，油见烟时，羊肉入锅，煸炒 5～6 分钟，肉变金黄色时捞出。微火，倒入煸好的羊肉块，加入清水（量以高度没过肉为宜），放进调料及混合浓缩汁，一直煨到肉烂（一般约 2 小时）。在肉烂前半小时，把当归等三种饮片放入砂锅内共煨。煨好后，再把三种饮片挑出，将肉倒入汤盘内，然后把饮片整齐码放在盘边，作为点缀。

【功效】益气补血，温中补虚。适用于病后贫血肾虚、产后、久病体虚患者。健康者食用可精力充沛，防病强身。

2. 虫草蒸老鸭

【原料】冬虫夏草 5 枚，老雄鸭 1 只，黄酒、生姜、葱白、食盐各适量。

【制法】老鸭去毛、内脏，冲洗干净，放入锅中煮开至水中起沫捞出，将鸭头顺颈劈开，放入冬虫夏草，用线扎好，放入大钵中，加黄酒、生姜、葱白、食盐、清水适量，再将大钵放入锅中，隔水蒸约 2 小时，鸭熟即可（也可用气锅蒸）。

【功效】补虚益精、滋阴助阳。本方以虫草为主，助肾阳、益精血；以老鸭为辅，滋阴补虚。方中一偏于补阳，一偏于补阴，两者合用，共成补虚益精、滋阴助阳之权威药膳。

3. 杜仲腰花

【原料】杜仲 15g，猪腰子 400g，黄酒 15g，味精 3g，酱油 8g，淀粉（豌豆）10g，大蒜 5g，姜 10g，盐 5g，白砂糖 10g，大葱 5g，花椒 3g，植物油 20g，醋 5g。

【制法】杜仲洗净，加水熬成浓汁 50g，加绍酒、味精、酱油、干淀粉、精盐、白砂糖对成芡汁；猪腰子一剖两半，片去腰臊筋膜，切成腰花；葱、姜、蒜洗净，姜、蒜切片，葱切段；炒锅在武火上烧热，放入花椒，投入腰花、葱、姜、蒜快速炒散，沿锅倒入芡汁和醋，翻炒均匀即成。

【功效】补肾固精，温阳益肾。

4. 龙马童子鸡

【原料】海马 10g，虾仁 15g，童子鸡 1 只（750g 左右）。

【制法】将海马在温水中浸泡 10 分钟；鸡清洗干净，去除屁股、翅膀和头，然后敲断腿骨，从背部剖开，在背脊骨上斩几刀，让鸡的身体平伏下来。接着把鸡放到滚开的水里烫 3 分钟，以去除血水；把鸡冲洗干净，放入品锅，鸡的四周放上浸泡过的海马，中间放虾仁，再放 1 整根的葱和些许姜片，加 15g 黄酒、少许盐、味精，兑入 500g 鲜汤，然后盖上锅盖，蒸 2 个小时，即可食用；上桌前，拿掉葱和姜片。

【功效】壮阳、益气、补精，增强精力。

第七章　体质养生与药膳

现代医学认为，体质是人体在遗传、环境的影响下，发育形成的相对稳定的状态。这种状态决定着它对致病因子的易感性及其所产生病变类型的倾向性。中医体质学认为，不同体质类型的人，体内阴阳气血盛衰不同，对致病因素的反应及发病的阈值也各不相同。在中医理论指导下，根据不同的体质，采用相应的养生方法和措施，如运动、按摩、饮食等方法，纠正其体质之偏，达到保健养生的目的，就叫体质养生法。

本章主要讨论九种不同体质人群的调体保健方案及药膳指导。

一、平和质

（一）平和质特征

平和质是正常的体质。这类人体形匀称健壮，面色、肤色润泽，头发稠密有光泽，目光有神，唇色红润，不容易疲劳，精力充沛，睡眠、食欲良好，大小便正常，性格随和开朗，平时患病较少，对自然环境和社会环境适应能力较强。

（二）调体保健方案及药膳指导

1. 饮食有节

不要过饥过饱，不要常吃过冷过热或不干净的食物，粗细粮食要合理搭配，多吃五谷杂粮、蔬菜瓜果，少食过于油腻及辛辣之物。

2. 劳逸结合

生活应有规律，不要过度劳累。不宜食后即睡。作息应有规律，应劳逸结合，保持充足的睡眠时间。

3. 坚持锻炼

根据年龄和性别，参加适度的运动。如年轻人可适当跑步、打球，老年人可适当散步、打太极拳等。

二、气虚质

（一）气虚质特征

气虚质的人，肌肉松软。和别人爬同样层数的楼，气虚的人就气喘吁吁。这种类型的人，讲话的声音低弱，老是感到自己上气不接下气，气不够用，容易出汗，只要体力劳动的强度大就容易累，防御能力下降，所以容易感冒。

（二）调体保健方案及药膳指导

1. 食宜益气健脾

多食用具有益气健脾功效的食物，如黄豆、白扁豆、鸡肉、香菇、大枣、桂圆、蜂蜜等。少食具有耗气功效的食物，如空心菜、生萝卜等。

2. 药膳指导

黄芪童子鸡：取童子鸡1只洗净，用纱布袋包好生黄芪9g，取一根细线，一端扎紧纱布袋口，置于锅内，另一端则绑在锅柄上。在锅中加姜、葱及适量水煮汤，待童子鸡煮熟后，拿出黄芪包。加入盐、黄酒调味，即可食用。可益气补虚。

山药粥：将山药30g和粳米180g一起入锅加清水适量煮粥，煮熟即成。此粥可在每日晚饭时食用，具有补中益气、益肺固精、强身健体的功效。

3. 运动宜柔缓

可做一些柔缓的运动，如散步、打太极拳、做操等，并持之以恒。不宜做大负荷运动和出大汗的运动，忌用猛力或做长久憋气的动作。

三、阳虚质

（一）阳虚质特征

阳虚质的人，肌肉不健壮，常常感到手脚发凉，胃脘部、背部或腰膝部怕冷，衣服比别人穿得多，夏天不喜欢吹空调，喜欢安静，吃或喝凉的东西总会感到不舒服，容易大便稀溏，小便颜色清而量多。性格多沉静、内向。

（二）调体保健方案及药膳指导

1. 食宜温阳

平时可多食牛肉、羊肉、韭菜、生姜等温阳之品，少食梨、西瓜、荸荠等生冷寒凉食物，少饮绿茶。

2. 药膳指导

当归生姜羊肉汤：当归20g，生姜30g，冲洗干净，用清水浸软，切片备用。羊肉500g剔去筋膜，放入开水锅中略烫，除去血水后捞出，切片备用。当归、生姜、羊肉放入砂锅中，加清水、料酒、食盐，旺火烧沸后撇去浮沫，再改用小火炖至羊肉熟烂即成。本品为汉代张仲景名方，温中补血、祛寒止痛，特别适合冬日食用。

韭菜炒胡桃仁：胡桃仁50g开水浸泡去皮，沥干备用；韭菜200g择洗干净，切成寸段备用；麻油倒入炒锅，烧至七成热时，加入胡桃仁，炸至焦黄，再加入韭菜、食盐，翻炒至熟。本品有补肾助阳、温暖腰膝的功效，适用于肾阳不足，腰膝冷痛。

3. 起居要保暖

居住环境应空气流通，秋冬注意保暖，夏季避免长时间待在空调房间，平时注意足下、背部及下腹部丹田部位的防寒保暖。防止出汗过多，在阳光充足的情况下适当进行户外活动。

4. 运动避风寒

可做一些舒缓柔和的运动，如慢跑、散步、打太极拳、做广播操。夏天不宜做过分剧烈的运动，冬天避免在大风、大寒、大雾、大雪等寒冷的环境中锻炼。

四、阴虚质

（一）阴虚质特征

阴虚质的人体形多瘦长，经常感到手脚心发热，脸上冒火，面颊潮红或偏红，耐受不了夏天的暑热，常感到眼睛干涩，口干咽燥，总想喝水，皮肤干燥，大便干结，容易失眠，性情急躁，外向好动，舌质偏红，苔少。

（二）调体保健方案及药膳指导

1. 食宜滋阴

多食瘦猪肉、鸭肉、绿豆、冬瓜等甘凉滋润之品，少食羊肉、韭菜、辣椒、葵花子等性温燥烈之品。

2. 药膳指导

（1）莲子百合煲瘦肉：用莲子（去心）20g，百合20g，猪瘦肉100g，加水适量同煲，肉熟烂后用盐调味食用，每日1次。有清心润肺、益气安神之功效。适用于阴虚质见干咳、失眠、心烦、心悸等症者食用。

（2）蜂蜜蒸百合：将百合120g，蜂蜜30g，拌和均匀，蒸令其熟软。时含数片，后嚼食。本药膳功能补肺、润燥、清热，适用于肺热烦闷，或燥热咳嗽、咽喉干痛等症。

3. 起居忌熬夜

起居应有规律，居住环境宜安静，避免熬夜、剧烈运动和在高温酷暑下工作。

4. 运动勿大汗

适合做有氧运动，可选择太极拳、太极剑、气功等动静结合的传统健身项目。锻炼时要控制出汗量，及时补充水分，不宜洗桑拿。

五、血瘀质

（一）血瘀质特征

血瘀质的人，面色偏暗，嘴唇颜色偏暗，舌下的静脉瘀紫。皮肤比较粗糙，有时在不知不觉中会出现皮肤瘀青。眼睛里的红丝很多，刷牙时牙龈容易出血，容易烦躁、健忘、性情急躁。

（二）调体保健方案及药膳指导

1. 食宜行气活血

多食山楂、醋、玫瑰花、金橘等具有活血、散结、行气、疏肝解郁功效的食物，少食肥肉等滋腻之品。

2. 药膳指导

山楂红糖汤：山楂 10 枚，冲洗干净，去核打碎，放入锅中，加清水煮约 20 分钟，调以红糖进食。可活血散瘀。

黑豆川芎粥：川芎 10g 用纱布包裹，和黑豆 25g，粳米 50g 一起水煎煮熟，加适量红糖。分次温服，可活血祛瘀，行气止痛。

3. 起居勿安逸

作息时间宜有规律，保持足够的睡眠，可早睡早起多锻炼，不可过于安逸，以免气机郁滞而致血行不畅。

4. 运动促血行

可进行一些有助于促进气血运行的运动项目，如各种舞蹈、步行健身法、徒手健身操等。血瘀质的人在运动时如出现胸闷、呼吸困难、脉搏显著加快等不适症状，应停止运动，去医院进一步检查。

六、痰湿质

（一）痰湿质特征

痰湿质的人，体形肥胖，腹部肥满而松软。容易出汗，且多黏腻。经常感到肢体酸困沉重，不轻松。经常感觉脸上有一层油，嘴里常有黏黏的或甜腻的感觉，嗓子老有痰，舌苔较厚。性格比较温和。

（二）调体保健方案及药膳指导

1. 食宜清淡

饮食应以清淡为主，少食肥肉及甜、黏、油腻的食物。可多食海带、冬瓜等。

2. 药膳指导

山药冬瓜汤：山药 50g，冬瓜 150g 至锅中慢火煲 30 分钟，调味后即可饮用。本品可健脾、益气、利湿。

赤豆鲤鱼汤：将活鲤鱼 1 尾（约 800g）去鳞、鳃、内脏；将赤小豆 50g，陈皮 10g，辣椒 6g，草果 6g 填入鱼腹，放入盆内，加适量料酒、生姜、葱段、胡椒，食盐少许，上笼蒸熟即成。本品健脾除湿化痰，用于痰湿体质症见疲乏、食欲不振、腹胀腹泻、胸闷眩晕者。

3. 起居忌潮湿

居住环境宜干燥而不宜潮湿，平时多进行户外活动。衣着应透气散湿，经常晒太阳或进行日光浴。在湿冷的气候条件下，应减少户外活动，避免受寒淋雨，不要过于安逸。

4. 运动宜渐进

因形体肥胖，易于困倦，故应根据自己的具体情况循序渐进，长期坚持运动锻炼，如散步、慢跑、打乒乓球、羽毛球、网球、游泳、练武术以及适合自己的各种舞蹈。

七、湿热质

（一）湿热质特征

湿热质的人面部和鼻尖总是油光发亮，脸上容易生粉刺，皮肤容易瘙痒，常感到口苦、口臭或嘴里有异味，大便黏滞不爽，小便有发热感，尿色发黄，女性常带下色黄，男性阴囊总是潮湿多汗，脾气比较急躁。

（二）调体保健方案及药膳指导

1. 食忌辛湿滋腻

饮食以清淡为主，可多食赤小豆、绿豆、芹菜、黄瓜、藕等甘寒、甘平的食物。少食羊肉、韭菜、生姜、辣椒、胡椒、花椒等甘温滋腻及火锅、烹炸、烧烤等辛温助热的食物。

2. 药膳指导

泥鳅炖豆腐：泥鳅 500g 去腮及内脏，冲洗干净，放入锅中，加清水，煮至半熟，再加豆腐 250g，食盐适量，炖至熟烂即成。可清热利湿。

绿豆藕：粗壮肥藕 1 节，去皮，冲洗干净备用；绿豆 50g，用清水浸泡后取出，装入藕孔内，放入锅中，加清水炖至熟透，调以食盐进食，可清热解毒，明目止渴。

3. 起居避暑湿

避免居住在低洼潮湿的地方，居住环境宜干燥，通风。不要熬夜、过于劳累。盛夏暑湿较重的季节，减少户外活动的时间。保持充足而有规律的睡眠。

4. 运动强度宜大

适合做大强度、大运动量的锻炼，如中长跑、游泳、爬山、各种球类、武术等。夏天由于气温高、湿度大，最好选择在清晨或傍晚较凉爽时锻炼。

八、气郁质

（一）气郁质特征

气郁质的人，体形偏瘦的较多，常感到闷闷不乐、情绪低沉，容易紧张、焦虑不安，多愁善感，感情脆弱，容易感到害怕或容易受惊吓，常感到乳房及两胁部胀痛，常有胸闷的感觉，经常无缘无故地叹气，咽喉部经常有堵塞感或异物感，容易失眠。

（二）调体保健方案及药膳指导

1. 食宜疏肝理气

多食黄花菜、海带、山楂、玫瑰花等具有行气、解郁、消食、醒神功效的食物。

2. 药膳指导

橘皮粥：橘皮 50g，研细末备用；粳米 100g，淘洗干净，放入锅内，加清水，煮至粥将成时，加入橘皮，再煮 10 分钟即成。本品理气运脾，用于脘腹胀满，不思饮食。

菊花鸡肝汤：银耳 15g 洗净撕成小片，清水浸泡待用；菊花 10g，茉莉花 24 朵温水洗净；鸡肝 100g 洗净切薄片备用；将水烧沸，先入料酒、姜汁、食盐，随即下入银耳及鸡肝，烧沸，打去浮沫，待鸡肝熟，调味，再入菊花、茉莉花稍沸即可。佐餐食用可疏肝清热、健脾宁心。

3. 起居宜动不宜静

气郁体质的人不要总待在家里，应尽量增加户外活动，如跑步、登山、游泳、武术等；居住环境应安静，防止嘈杂环境影响心情；保持有规律的睡眠，睡前避免饮茶、咖啡和可可等具有提神醒脑功效的饮料。

4. 宜参加群体运动

可坚持较大量的运动锻炼，多参加群众性的体育运动项目，如打球、跳舞、下棋等，以便更多地融入社会。

九、特禀质

（一）特禀质特征

特禀质就是一类体质特殊的人群。其中，过敏体质的人，有的即使不感冒也经常鼻塞、打喷嚏、流鼻涕，容易患哮喘，容易对药物、食物、气味、花粉、季节过敏，有的皮肤容易起荨麻疹，皮肤常因过敏出现紫红色瘀点、瘀斑，皮肤常一抓就红，并出现抓痕。

（二）调体保健方案及药膳指导

1. 食宜益气固表

饮食宜清淡、均衡，粗细搭配适当，荤素配伍合理。多食益气固表的食物，少食荞麦（含致敏物质荞质荧光素）、蚕豆、白扁豆、牛肉、鹅肉、鲤鱼、虾、蟹、茄子、酒、辣椒、浓茶、咖啡等辛辣之品、腥膻发物及含致敏物质的食物。

2. 药膳指导

固表粥：乌梅 15g，黄芪 20g，当归 12g 放砂锅中加水煎开，再用小火慢煎成浓汁，取出药汁后，再加水煎开后取汁，用汁煮粳米 100g 成粥，加冰糖趁热食用。可养血消风，扶正固表。

　　葱白红枣鸡肉粥：粳米 100g，红枣（去核）10 枚、连骨鸡肉 100g 分别洗净；姜切片；香菜、葱切末。锅内加水适量，放入鸡肉、姜片大火煮开，然后放入粳米、红枣熬 45 分钟左右，最后加入葱白、香菜，调味服用。可用于过敏性鼻炎见鼻塞、喷嚏、流清涕。

3. 起居避免过敏原

　　居室宜通风良好，保持室内清洁，被褥、床单要经常洗晒，可防止对尘螨过敏。室内装修后不宜立即搬进居住，应打开窗户，让油漆、甲醛等化学物质气味挥发干净后再搬进新居。春季室外花粉较多时，要减少室外活动时间，可防止对花粉过敏。不宜养宠物，以免对动物皮毛过敏。起居应有规律，保持充足的睡眠时间。

4. 加强体育锻炼

　　积极参加各种体育锻炼，增强体质。天气寒冷时锻炼要注意防寒保暖，防止感冒。

第八章　围手术期药膳

一、"围手术期"概念

　　"围手术期"这一名词最早出现在 1981 年出版的第 26 版《道兰图解医学词典》（*Dorland's Illustrated Medical Dictionary*）上，围手术期系指在手术前、手术中和手术后三个相连续的阶段，对病人进行除手术以外的其他与手术密切相关的全面检查和处理。对于这一时期的起止时间，一般认为，手术前处理应是病人住院后从决定进行治疗起，直至施行手术之间的准备时间；手术后处理指手术结束直至与本次手术有关的处理告一段落的时间；手术中处理是指以上两个时段之间的时间。术前处理包括对伤情的估计和对疾病造成的生理失调进行适当的调整；术中处理除继续对上述疾病本身和全身主要器官功能障碍进行处理外，还要处理手术本身和麻醉所造成的各种紊乱以及一些突然发生的意外情况；术后处理包括前两个阶段处理的继续，加上手术创伤所造成的生理紊乱的纠正以及防止和处理各种术后并发症。

二、手术前饮食安排

　　手术前如何安排好病人的饮食，常常是病人家属非常关心的问题。许多人都认为在手术前多吃一些鱼、童子鸡、甲鱼、鸽子等这些传统意义上的高营养食物就能增加病人的营养，吃得越多就越能增加营养。其实这是一个误区，这样做的话往往会适得其反。如果能科学地、合理地安排好病人手术前的饮食，适当增加病人的营养，才能更好地耐受手术的损伤，尽快恢复健康。

　　那么如何才能科学、合理地安排好病人术前饮食呢？应根据各人所患疾病的性质、各人全身营养状况以及消化功能的不同，进行个性化、有针对性的术前饮食调养。以下几点可供参考。

　　首先，应注意顺其自然，病人的消化、吸收功能因人、因病而异。尤其有幽门梗阻、肠梗阻等消化道阻塞者，如再进食油腻、不易消化的食物，不仅不能补充营养，反而会加重病人的病情。

　　其次，要注意现在营养的概念不仅仅指高蛋白、高热量、高脂肪，而是指均衡、全面的营养。全面的营养要有动物蛋白、植物蛋白、各种维生素、各种纤维素、糖、脂肪等。糖、脂肪、蛋白质能为机体提供足够的热量，各种水果、蔬菜含有大量的纤维素和维生素，有利于保持大便通畅和术后伤口的愈合。

再次，要注意食品卫生，以天然新鲜的食品为佳，并注意病人自己的饮食习惯与规律，食量要适中，切忌暴饮、暴食。如果手术前病人营养状况良好，就不必有意增补营养，以免给胃肠道增加不必要的负担。

最后，对于像胃癌中晚期等因疾病所致长期不能正常进食，有中、重度营养不良的病人，则家属不必要求病人勉强进食，医生可以通过静脉营养的方法来适当增强病人的营养，以提高手术耐受力。有胃肠道梗阻和手术时，应根据医生意见安排进食或控制饮食。

因此，在术前给病人进食适量的、高质量的动植物蛋白，均衡补充各种维生素、糖、脂肪是关键，具体方案应根据病人的病情及其胃肠道功能情况，在医生的指导下，由家属配合施行。

三、手术后对不同体质的饮食调养

人体体质有强弱之异，有偏热偏寒之不同，手术后体质也会有所改变，手术后饮食调养应注意根据各人术后的体质来进行，促进营养素吸收，改善体质和免疫功能，有利于手术后早日康复。

1. 术后气虚体质者的饮食调养

术后气虚者常表现为少气懒言，疲倦乏力，食欲不振，不耐劳动，稍动即头晕、气短、汗出，易感冒。中医辨证认为，这种气虚体质的一般为久病或术后病人，乃伤及正气、饮食失调等因素所致。术后宜用补气健脾之类的食物。因为脾为气血生化之源，故健脾是补气的主要方法。补气健脾食物有山药、大枣、糯米、莲子、猪肉、猪肚、牛肚、羊肉、鲫鱼、鸡肉、黄鳝、泥鳅、黄花菜、香菇等。

2. 术后血虚体质者的饮食调养

术后血虚者常表现为面色苍白或姜黄，唇色及指甲淡白，头晕眼花、心悸、健忘、失眠、手足发麻、舌质淡、脉细濡等。此类体质的人常因脾胃虚弱、生化不足、手术失血过多以及七情过度、暗耗阴血等原因所致。中医学认为"气为血帅"，所以在补血食疗方中常配补气的食物，气血双补，才能起到补血养血的功效，可选用的食物有猪心、猪蹄、猪肝、鸡肉、羊肉、羊腔骨、龙眼肉、胡萝卜、葡萄等。补血食物多黏腻，如体肥多疾、腹胀胸闷、纳差便溏者应少吃。

3. 术后阴虚体质者的饮食调养

术后阴虚的病人常表现为形体消瘦、手足心发热、口燥咽干、头昏眼花、虚烦不眠、潮热盗汗、脸颧赤红、大便干燥、小便赤短、舌质红、舌苔少、脉细数等。中医学认为，阴虚体质的术后病人宜食用滋阴养液的食物，可选用百合、梨、椰子汁、甘蔗、芝麻、黑豆、豆腐、银耳、松子、猪蹄、鸡蛋、鸭肉、鹅肉、蜂蜜、兔肉、燕窝等。由于滋阴类食物多属滋腻之物，故过食有胸闷腹胀、纳呆便溏、舌苔厚腻等症，应酌情选用。

4. 术后阳虚体质者的饮食调养

术后阳虚体质的人常表现为神疲乏力、嗜睡畏寒、面色㿠白、性欲减退、口淡不欲饮、喜热食、四肢厥冷、腹冷痛泄泻、小便频数、脉细弱等。对此类术后病人，中医认为应常食温补阳气类食物，如韭菜、胡桃肉、羊肉、羊肾、虾等，由于温补食品大多具有温燥之性，凡是阴虚火旺或感冒发热者应忌用。

上述四种常见体质临床上可单一出现，也可两种或两种以上并存。病人可根据个人的具体情况，参照或在医师的指导"辨证施食"，选用适宜的食品或配成药膳食用。

四、术后进食时间

术后进食是指在手术、麻醉过后，人体内环境，包括胃肠道功能逐步恢复趋向于平稳，从术后初期的禁食状态逐步过渡至正常饮食的过程。由于病人疾病、手术麻醉的性质，胃肠道功能恢复情况的不同以及个体差异，此过程长短各异。

按手术对胃肠道功能的影响性质，可将手术分为两大类：①非胃肠道手术，如乳房手术、疝修补手术、甲状腺手术等。②胃肠道手术，胃大部切除术、阑尾切除术等。非胃肠道手术及麻醉一般对胃肠道影响较小，术后进食时间相对早些，术后麻醉苏醒后 6～8 小时即能进流质，术后 2～3 天内遂可恢复至正常饮食。胃肠道手术对胃肠道功能影响较大，因而术后胃肠道功能恢复时间较长，过早进食不但得不到补充营养的效果，反而会影响术后胃肠道功能恢复，甚至会导致胃肠道出血、吻合口瘘等术后严重并发症。临床医生需按每天术后病人全身及胃肠道恢复情况及治疗需要，决定术后饮食情况。因而病人术后何时进食、吃什么食物应遵循医师的具体医嘱为宜。

术后进补，是根据病人各自术后的体质情况进食一些富含营养素的食品或中药，达到促进机体合成代谢、利于创口愈合、术后早日康复的目的。但进补必须建立在胃肠道功能基本健全的基础上。手术后胃肠道功能不良或仍存在障碍时，进入胃肠道的进补食品或药物就不能被吸收，达不到进补的效果，同时还会加重胃肠道的负担。中医学把这种情况称作"虚不受补"。另外，术后进补需根据病人的阴阳虚实体质由医生辨证论治进行针对性的术后调养方能见效，擅自盲目进补或不适时宜的进补均是有害的。

五、外科手术后常用药膳食疗方法

外科手术过程中，由于失血、组织损伤以及麻醉等因素的影响，术后病人常可出现贫血、切口感染以及呃逆等情况，尤其一些大手术后，由于广泛的组织损伤，病人可出现"阳虚"的表现，一般可采用下列常见的药膳食疗法予以配合治疗。

1. 番茄牛肉片

【原料】牛里脊肉 200g，番茄酱 100g，花生油、鸡蛋清、葱、胡萝卜、豌豆、精盐、味精、料酒、醋、香油、湿淀粉各适量。

【制法】将肉切片，用精盐、蛋清、淀粉抓匀，用六成热油下勺滑熟。炒勺底留油，用葱头、胡萝卜、豌豆炒，渗透出滋水，烹料酒，加番茄酱炒散，加入清汤、白糖、味精、醋烧开，用淀粉勾成薄浆，倒入牛肉片，加香油翻勺盛出即可。

【功效】具有补肾壮阳、舒筋活血、补气养血功效。适用于外科手术后贫血症状严重者。

2. 桑葚鸡茸蹄筋

【原料】桑葚 100g，鸡茸 200g，肥肉泥 150g，水发牛蹄筋 100g，鸡蛋清和各种调料适量。

【制法】将鸡茸、肥肉泥置于碗内，加清汤、蛋清、料酒、香油、精盐搅匀。将蹄筋切好，放沸水里烧透捞出，挤净水分，放入鸡茸抓匀，用沸水煮熟，捞出控净水，炒勺加入大蒜油，用葱姜爆锅，烹料酒，添清汤，加精盐、味精、桑葚烧开，撇净浮沫，用淀粉勾成芡，淋入鸡油，翻勺盛出即可。

【功效】具有补虚扶正功效。适用于外科术后贫血严重者。

3. 四物补血粥

【原料】龙眼肉 50g，大枣 50g，带衣花生米 50g，糯米 200g。

【制法】将龙眼肉、大枣、带衣花生米、糯米一起放入锅内，加适量水，文火煮成稀粥。

【功效】具有补气养血功效。适用于术后贫血及术后出血者。

4. 鸡茸银耳丸

【原料】银耳 100g，鸡茸 150g，鸡蛋清、牛奶、湿淀粉、调料各适量。

【制法】将银耳加料酒、姜汁泡 10 分钟后沥干。鸡肉剔去筋，在净水中浸泡 10 分钟捞出，用刀背砸成细泥，与银耳拌好，打入蛋清拌匀，做成丸状。锅内装清水，烧开后端离火口，将鸡茸银耳丸下入沸水烧开捞出。锅内放入鸡油，烧至四五成热，下入葱丝煸炒，烹入料酒，倒入鸡汤，煮几分钟，放入牛奶、姜汁、味精，在汤要开时，淋入淀粉汁勾芡，淋上鸡油，最后将鸡汤牛奶淋在鸡茸银耳丸中即成。

【功效】本药膳滋阴功效明显。适用于术后阴虚烦热病人食用。

5. 金银花酒

【原料】金银花 50g，白酒 500mL。

【制法】将金银花浸入酒中共置于坛内，密封浸泡 10 日即成。

【功效】具有清热解毒功效。适用于外科手术后预防切口感染或作为已感染者的辅助治疗。

6. 公英连翘粥

【原料】蒲公英 50g，连翘 30g，粳米 200g。

【制法】将蒲公英、连翘一起放入清水中，浸泡 3 分钟，用文火煮沸后再煮 10 分钟，取汁将粳米放入药汁中，煮成稀粥。

【功效】具有清热解毒功效。用于预防术后切口感染者。

7. 橘汁竹茹饮

【原料】橘子 2 个，竹茹 50g，生姜汁半茶匙、蜂蜜适量。

【制法】将橘皮、竹茹共煮取汁，橘瓣榨汁，两汁相兑，加入姜汁、蜂蜜即可。

【功效】具有清热和胃、降逆止呕功效。适用于腹部手术后呃逆频作，甚至干呕者。

平乐正骨康复药膳

下篇 各论

第九章　软组织损伤康复药膳

一、定义与概述

　　凡因各种急性外伤或慢性劳损，以及风寒湿邪侵袭等原因造成的人体筋的伤害，统称为"筋伤"，现代医学称为软组织损伤。软组织包括的范围很广泛，广义地讲，四肢、头、颈、项、胸、腰、背部除骨骼以外的组织皆可称为"软组织"。综合历代中医文献记载，结合现代医学解剖知识，所谓"筋"主要是指人体皮肤、皮下浅筋膜、深筋膜、肌肉、肌腱、腱鞘、韧带、关节囊、滑膜囊、椎间盘、周围神经及血管等软组织。软组织损伤是骨伤科最常见的疾患，在工农业生产、日常生活、交通运输、体育活动、军事训练及战场上皆可发生，外来暴力、强力扭转、牵拉压迫、跌仆闪挫或慢性劳损及风寒湿邪侵袭等均可导致软组织损伤。

二、病因病机

（一）病因

　　外界暴力是造成伤筋的主要原因，素体虚弱、风寒湿邪入侵等因素与筋肉的损伤亦有密切关系。

1. 外因

　　外因是指从外界作用于人体引起软组织损伤的因素，主要是指外力伤害，但与外感六淫之邪也有密切关系。外力伤害是指外界暴力所致的损伤，如跌仆、坠落、撞击、闪挫、扭捩或压轧等。根据外力的性质不同，一般可分为直接暴力、间接暴力和持续劳损三种。

　　（1）直接暴力：是指直接作用于人体而引起软组织损伤的暴力，如棍棒打击、撞压碾轧等，多引起软组织的挫伤。

　　（2）间接暴力：是指远离作用部位，因传导而引起软组织损伤的暴力，如因肌肉急骤、强烈而不协调地收缩和牵拉，而造成肌肉、肌腱、韧带的撕裂或断裂，多引起软组织的扭伤。

　　（3）持续劳损：是指反复、长期地作用于人体某一部位的较小的外力作用所致，为引起慢性原发性软组织损伤的病因之一。如长期弯腰工作而致的腰肌劳损、反复的伸腕用力而致的网球肘等疾病，就属于这一类软组织损伤。中医学对劳损软组织损伤有"久视伤血，久卧伤气，久坐伤肉，久立伤骨，久行伤筋"的描述，认为久行、久坐、久卧、久立，或长期以不正确姿势劳动、工作，或不良生活习惯而使人体某一部位长时间过度用力等积累外力可以造成软组织损伤。

（4）风寒湿邪侵袭：外感六淫邪气与软组织损伤疾患关系密切，如损伤后受风寒湿邪侵袭，可使急性软组织损伤缠绵难愈或使慢性软组织损伤症状加剧。

2. 内因

无论是急性损伤还是慢性劳损，都与外力作用因素有着密切关系，但是一般都有相应的各种内在因素和对应的发病规律。因此，软组织损伤常与年龄、体质、局部解剖结构等内在因素有十分密切的关系，与从事的职业有直接联系。

（二）病机

人体是由脏腑、经络、皮肉、筋骨、气血、津液等共同组成的一个整体。软组织损伤可导致脏腑、经络、气血的功能紊乱，除出现局部的症状之外，常可引起一系列的全身反应。"肢体损于外，则气血伤于内，营卫有所不贯，脏腑由之不和"，明确地指出了外伤与内损、局部与整体之间的相互关系，辩证地说明了损伤的病理机制和发展变化的规律。这对于正确指导临床诊断、治疗和判断预后，至今还具有现实指导意义。

1. 气滞血瘀

当人体受到外力损伤伤及经络血脉，以致损伤出血、瘀血停积；伤气则气滞，伤血则血凝。气滞能使血凝，血凝能阻气行，以致病变而为血瘀。滞于肌表则为青紫肿痛。

2. 伤津耗液

软组织损伤而致血瘀时，由于积瘀生热，热邪灼伤津液，可使津液出现一时性消耗过多，而使滋润作用不能很好发挥，出现口渴、咽燥、大便干结、小便短少、舌苔黄而干糙等症。由于重伤久病，常能严重耗伤阴液，除了可见较重的伤津证候外，还可见全身情况差、舌色红绛而干燥、舌体干瘪、舌苔光剥、口干而不甚欲饮等症。慢性劳损，关节频繁活动、疲劳受损，易导致津液代谢失调；反之，津液亏虚亦常为关节、肌腱劳损的发病内因。津液代谢失调，积聚肿胀，可出现如滑膜囊炎等。

3. 肝肾不足，筋脉失养

全身筋的功能与肝脏有密切关系，肝血流盈才能使筋得到充分濡养，以维持正常的生理功能。若肝肾虚衰，或先天不足，后天失养，肝肾不足，肝血亏损，则血不养筋。筋失荣养则常成为软组织损伤的内因。肝的病变可导致筋脉损伤，同样外伤筋脉亦可致内伤于肝。肾藏精生髓，主骨，由于筋附于骨，故筋伤疾病与肾有着密切关系，肾虚亦常为软组织损伤的内因。同样，筋伤疾病亦可导致肾虚，如强力举重、闪挫日久等。

4. 脾胃失调，筋肉不充

人体的筋肉等组织亦皆依赖脾胃的营养才能发达丰满，臻于健壮。如胃受纳失权，脾运化失司，则清阳不布，气血亏虚，常致筋肉失养，临床可表现为筋肉萎缩、四肢倦怠、举动无力，甚则可发为筋痿、肉痿等。四肢功能的正常与否和脾胃关系甚为密切。此外，临床上筋伤肉痿的治愈时间和功能恢复程度皆与脾胃功能相关，若脾胃功能正常，则肌肉壮实，四肢活动有力，受伤后易于恢复正常。反之，则肌肉消瘦，四肢痿软、懈怠、举动无力，伤后不易恢复。所以，筋伤一证，虽外在皮肉筋膜，但亦要注意调理脾胃，以利损伤之恢复。

三、病理特征

1. 充血和水肿

充血分为动脉性充血和静脉性充血，静脉性充血又称"瘀血"。动脉性充血见于软组织损伤的早期。

2. 局部贫血

局部组织受压，严重创伤失血，寒冷等因素的刺激和动脉血管痉挛，栓塞而引起的局部贫血。严重时可造成组织坏死。

3. 出血

一般多见于机械性损伤。开放性损伤时，血液流出体外，为外出血；出血流入组织内和积在体腔内，为内出血。

4. 变性

软组织损伤后，可引起细胞肿胀，发生水样变性、玻璃样变性、淀粉样变性和脂肪性变性这五种组织细胞变性。

5. 坏死

软组织损伤后，可出现凝固样坏死、液化性坏死和坏疽三种情况的组织坏死。

6. 渗出和增生

它们是软组织损伤中普遍存在着的两个病理生理过程。渗出主要存在于损伤的早期和炎症的急性期。增生则是在慢性软组织损伤中尤为多见。

四、诊断及辨证分型

（一）诊断

1. 急性软组织损伤

根据受伤史及下述临床表现可做出明确诊断。

（1）急性软组织损伤患者有牵扯或撕裂样疼痛。

（2）局部肿胀。

（3）活动明显受限。

（4）出现疼痛和肌紧张、压痛点明确。

（5）X线检查无骨折及小关节脱位。

2. 慢性软组织损伤

劳损多为慢性发病，并无明确的急性外伤史；有的患者有重体力劳动、剧烈运动或外伤史；有的患者姿势不良或曾长期弯腰工作。症状时轻时重，一般休息后好转，劳累后加重，不能久坐久站，须经常变换体位。有些患者在患处有程度不同的压痛，有的患者压痛范围广泛或无固定压痛点。X线检查一般无异常发现。

（二）辨证分型

1. 急性软组织损伤

急性软组织损伤，亦称为新伤，是突然暴力造成的损伤，一般指伤后不超过2周的新鲜损伤。急性软组织损伤的特点是：一般有明显的外伤史，局部疼痛、肿胀，有血肿及瘀血斑，功能障碍等症状较明显。常见的有扭伤、挫伤、碾压伤。

2. 慢性软组织损伤

亦称为陈伤、宿伤。一般是指急性软组织损伤后因失治或治疗不当而形成的慢性软组织损伤。软组织损伤后超过2周以上未愈者，即属慢性软组织损伤。慢性劳损造成的软组织损伤也属此类。根据其发病原因可分为原发性软组织损伤和继发性软组织损伤两种。原发性软组织损伤系指在较小外力长期作用下或受反复轻伤所引起的慢性软组织劳损，故又称积累性损伤。其好发于多动关节及负重部位。由于局部频繁活动，劳累过度，致使肌筋疲劳与磨损，气血运行不畅，筋失荣养。继发性软组织损伤是由于急性筋伤失治或治疗不当，迁延日久所致的慢性软组织损伤。由于外伤瘀血凝结，积久不散，或与风寒湿邪相杂合，痹阻经络，以致伤处气血滞涩，血不养筋，筋肉挛缩等。多属气血亏虚，肝肾亏虚型。

五、辨证施膳

（一）急性软组织损伤康复药膳

药膳原则：急性软组织损伤局部一般肌肉疼痛较剧烈，肿胀迅速，关节活动受限，伤处可见青紫，或皮损流血，血离筋脉，瘀积不散，气血凝滞，经络受阻，以气滞血瘀、疼痛、肿胀或瘀血化热为主，故急性软组织损伤康复药膳的基本原则是活血化瘀、消肿止痛。

常用药膳：

1. 黑鱼理筋汤

【原料】黑鱼肉500g，竹笋100g，葱白5根，生姜5片，黄酒50mL。

【制法】先将原料洗干净，黑鱼肉切片，竹笋切丝。在锅里放适量清水，加入黑鱼肉、竹笋、生姜，小火煮熟，加酒、葱白，趁温热食用。

【功效】黑鱼又名乌鱼，具有很高的营养价值，有研究表明黑鱼肉有生肌抗炎的作用，竹笋具有消肿作用，加上葱白、生姜、黄酒具有温阳、通血脉、行药势之品，特别适合急性软组织损伤，伤处肿胀剧痛。具有活血利水、消肿止痛的作用。

2. 桃仁生地黄酒

【原料】桃仁 30g，生地黄汁 500mL，酒 500mL。

【制法】将桃仁去皮后研膏，将生地黄汁与酒煎至沸，下桃仁膏再煮数沸，去渣，收贮备用。每次温服适量，不拘时。

【功效】桃仁味苦性甘平，《药品化义》："桃仁，味苦能泻血热，体润能滋肠燥，功破血行瘀；生地黄具有清热凉血、养阴生津之效。"主要针对软组织损伤早期瘀血化热，加酒通血脉、行药势，具有舒筋活血、凉血祛瘀的效果，主要用于跌倒仆损筋脉瘀血化热之证。

3. 三七蒸鸡

【原料】母鸡 1 只（约 1500g），三七 20g，姜、葱、料酒、盐各适量。

【制法】将母鸡宰杀去毛，剁去头、爪、剖腹去肠杂，冲洗干净；三七一半上笼蒸软，切成薄片；一半磨粉。姜切片，葱切成大段。将鸡剁成长方形小块装盘，放入三七片，葱、姜摆于鸡块上，加适量料酒、盐、清水，上蒸笼 2 小时左右，出笼后拣去葱姜，调入味精，拌入三七粉即成。吃肉喝汤，佐餐随量食用。

【功效】三七功能"和营止血，通脉行瘀，行瘀血而敛新血"，为治疗瘀血出血之要药，鸡肉甘温，可温中益气、补精填髓，尤适用于软组织损伤出血体虚者，主治跌打、出血等一切瘀血之证。具有散瘀止血定通、益气养血和营之功。

4. 莴苣籽乳没方

【原料】莴苣籽 30g，粟米 6g，乌梅肉 5g，乳香 5g，没药 5g，蜂蜜少量。

【制法】莴苣籽、粟米一起炒香，再与乌梅肉、乳香、没药共研细末，加蜂蜜搓成丸，每丸约 6g。每日 1 丸，温酒送服。

【功效】适用于软组织损伤早期，特别是腰部急性扭伤，有活血壮腰、消肿止痛之功。

5. 鸡血藤酒

【原料】鸡血藤 60g，冰糖 60g，白酒 500mL。

【制法】将鸡血藤、冰糖浸入白酒中 7 日。每次饮 20mL，每日 2 次。

【功效】鸡血藤能活血舒筋，对软组织损伤筋脉不通效果明显，冰糖能和中缓急，能缓筋脉不通之痛，加以白酒通血脉、行药势。主要适用于上肢扭挫伤，有活血化瘀、通络舒筋的功效。

6. 荔枝核粥

【原料】荔枝核 50g，粳米 100g。

【制法】将荔枝核捣碎洗净，置锅中，加清水 100mL，急火煮开 10 分钟，滤渣取汁；将粳米荔枝核汁共入锅中，加清水 500mL，急火煮开 5 分钟，改文火煮 30 分钟，成粥，趁热服用。

【功效】行气止痛散结。本方荔枝核有行气止痛散结之功，粳米能健脾益气，适于软组织损伤初期，局部肿胀明显或有结块者。

7. 桃仁冬瓜米粥

【原料】桃仁 10g，冬瓜 20g，粳米 100g。

【制法】桃仁捣烂如泥，用水研汁去渣，与冬瓜、粳米一同置锅中，加清水 200mL，急火煮开 3 分钟，改文火煮 30 分钟，成粥，趁热食用。

【功效】桃仁味苦甘而性平，含苦杏仁苷、苦杏仁酶、挥发油、脂肪油，油中主要含有油酸甘油酯和少量亚油酸甘油酯，活血祛瘀作用甚广，可用治瘀血阻滞的各种痹证，现代研究表明具有祛瘀血抗炎抗过敏作用。冬瓜能利尿清热，能消除组织肿胀，粳米和胃，药食合用能行气消肿止痛。适于软组织损伤早期，肿痛明显者。

（二）慢性软组织损伤康复药膳

药膳原则：慢性软组织损伤，伤者临床肿胀疼痛症状基本消失，功能有所恢复。但损伤日久未愈，或局部长期劳累过度，以致渐成虚证，伤者常肝肾虚弱，气血不足。因而，在此阶段药膳的总体原则为益气活血、温经通络、滋补肝肾。

常用药膳：

1. 归参牛膝猪腰方

【原料】当归 10g，党参 10g，牛膝 10g，猪腰 500g，酱油、醋、蒜末、香油适量。

【制法】将猪腰切开，去筋膜、肾盂，洗净；余药装入纱袋，扎紧口，均放入锅中，加清水适量，炖至熟透，捞出猪腰，待冷后，切成薄片，拌入酱油、醋、蒜末、香油，酌量食用。

【功效】猪腰即为猪肾，能补肾益阴，主治肾虚腰痛等，当归补血活血，党参为补气中血药，对热伤津气、气血不足之证尤为适宜，用于软组织损伤后期气血虚弱、肝肾亏虚者。本方药食合用适用于慢性腰扭伤，有养血益气、补肾壮腰之功。

2. 老母鸡三七汤

【原料】老母鸡 1 只（约 1000g），三七 9g，葱、姜、盐适量。

【制法】将鸡活杀去毛及内脏，洗净，三七放入鸡肚内，小火炖至肉烂，加葱、姜、盐调味，分餐酌量食用。

【功效】三七能散瘀止血、消肿定痛，现代研究表明其能够缩短出血和凝血时间，具有抗血小板聚集及溶栓作用；能够促进多功能造血干细胞的增殖，具有造血作用；

能够降低血压，减慢心率，对各种药物诱发的心律失常均有保护作用；能够降低心肌耗氧量和氧利用率，扩张脑血管，增强脑血管流量；能够提高体液免疫功能，具有镇痛、抗炎、抗衰老等作用；老母鸡为补虚上佳之品，药食合用适用于外力损伤，软组织损伤后期体虚且瘀滞未消者，具扶正化瘀之效。

3. 杜仲当归鸡汤

【原料】母鸡1只（约1000g），杜仲60g，当归20g，桂枝15g，生姜适量。

【制法】将当归、杜仲、桂枝用纱袋装，扎紧袋口，与鸡肉、生姜同炖至肉熟烂，去纱袋，调味，食肉饮汤，可分4～5次饮用，连服10～15日。

【功效】汤中杜仲补肝肾、强筋骨，善治腰膝酸痛；当归活血补血；桂枝温通经络；生姜温阳；老母鸡营养丰富，适用于软组织损伤后期患者食用，具补肝肾、通经络之效。

4. 当归生姜狗肉汤

【原料】当归9g，生姜15g，狗肉250g，三七9g。

【制法】先将狗肉洗净入锅，加入其余药材，再加适量水煎煮，至狗肉熟烂，稍加黄酒、味精、盐等调料，食之即可。

【功效】此药膳中狗肉能温补脾胃、强肾壮阳，尤适用于阳虚阴寒之体，当归、三七活血补血，生姜温胃散寒，适用于慢性软组织损伤血瘀形寒，有壮筋骨、活血脉之功，但阴虚内热者不宜。

5. 牛膝炖猪肉方

【原料】土牛膝100g，猪瘦肉200g，冰糖50g。

【制法】锅中加适量水煎煮土牛膝30分钟，过滤取汁500mL，药汁与猪瘦肉炖至肉烂熟，入冰糖50g煮溶。佐餐食用。

【功效】牛膝能活血散瘀、祛湿利尿、补肝肾强筋骨，主治腰膝酸痛；猪瘦肉能补肾滋阴、润燥、益气养血。此药膳主治软组织损伤后期，腰肌劳损。功能补肾壮腰。

6. 牛肉荔枝羹

【原料】牛肉50g，荔枝（鲜）50g。

【制法】牛肉煮熟后切成块，鲜荔枝去核，共置锅中，加清水200mL，急火煮开2分钟，文火煲成羹，分次食用。

【功效】益气健脾，理气止痛。本方牛肉味甘性平，补脾益气、强筋壮骨，荔枝生津和胃、补益气血、理气止痛，适于软组织损伤后期气虚，脾胃虚弱者。

饮食注意：

1.忌烟与烈酒，应少吃甜食、油腻与辛辣刺激性食品。

2.要多饮水，常饮些绿豆汤、银花茶、菊花茶，有清热解毒、清心消暑之功。

第十章　骨折康复药膳

第一节　概述

一、定义与概述

　　骨的完整性或者连续性受到破坏者，称为骨折。多因直接暴力或间接暴力引起，伤后可见肿胀、疼痛、活动功能障碍，出现畸形、骨擦音、异常活动。骨折可伤筋，伤筋亦能损骨，累及气血伤于内，气滞血瘀而为肿为痛。伤筋损骨可危及肝肾精气，伤后同时要注意调补肝肾，充分发挥精生髓的作用，促进筋骨修复。影响骨折的发生和愈合的因素很多，包含了很多不可控因素，而主动认知、积极防治、养骨强骨的可以减少骨折的发生，促进骨折的愈合。

二、病因病机

（一）病因

1. 内因

　　由于人体内部变化影响而致损伤的因素。骨折主要是由于外力伤害等外在因素所致，但也有各种不同的内在因素及发病规律，如年龄、健康状况、体质、局部解剖结构等。

　　年轻体健，筋骨坚韧，不易受损；年老体弱、少运动锻炼，遭受外力作用容易引起骨折。跌倒时臀部着地，外力作用相同，但老年人易引发股骨颈骨折或粗隆间骨折，而青少年则较少发生。小儿因骨骼柔嫩不坚，易发生骨折，但其骨膜较厚而富有弹性，骨折多为不完全骨折。骨骺损伤分离多发生于儿童及在正在生长发育、骨骺尚未闭合的青少年。

　　先天性脆骨病、先天性骨关节畸形都可造成骨组织脆弱不坚，易发生骨折。

　　内分泌代谢障碍可影响骨骼成分，骨组织疾病如骨肿瘤、骨髓炎、骨结核等都可破坏骨组织，使骨骼强度及抗性降低而引发骨折。

　　在创伤骨折及各类骨关节疾病患者中，性格开朗、意志坚定者，有利于创伤的修复；如果意志薄弱，忧虑过度，则易生郁生滞，并加重气血内耗，不利于疾病的康复。所以，骨折患者要重视精神调养。

2. 外因

如跌仆、坠堕、撞击、闪挫、压轧、负重、刀刃、劳损等损伤人体的皮肉筋骨而引起各种损伤。根据外力性质的不同可以分为直接暴力、间接暴力、肌肉强烈收缩和持续劳损四种。

直接暴力可导致挫伤、裂伤、骨折及内脏或颅脑损伤。开放伤口较常见，污染物易进入伤口，感染概率较高。如砸伤、车祸等。

间接暴力如传达暴力、扭转暴力。骨折类型多为斜形、螺旋形或压缩性骨折。多没有开放性伤口，感染率较低。如自高处坠落，臀部先着地，身体下坠的冲击力与地面向上对冲，对脊柱的反作用力造成的挤压即可在胸腰椎发生压缩性骨折，或伴有更严重的脱位及脊髓损伤。

肌肉过度强烈收缩如撕脱骨折，跌仆时股四头肌强力收缩所引起的髌骨骨折；投掷手榴弹时肌肉强烈收缩引起肱骨干骨折。

持续劳损与职业、工种关系密切，长时间的步行（如行军）可能引起跖骨疲劳骨折。

（二）病机

人体是一个内外统一的整体，由脏腑、经络、皮肉、筋骨、气血、精与津液等共同组成，形气相依，阴平阳秘，内外平衡，才能发挥其正常生理功能。机体在受到外在因素的作用或内在因素的影响而遭受损伤后，气血、筋骨、脏腑、经络之间的功能就会失调，之前的平衡就被打破，一系列的症状便随之产生。如《正体类要》所说："肢体损于外，则气血伤于内，营卫有所不贯，脏腑由之不和。"这就说明了局部与整体的关系是相互作用、相互影响的。

所以，在整个诊治过程中，应从机体的整体观念出发，对气血、筋骨、经络、脏腑之间的生理、病理关系加以研究，从而能认识伤病的本质和病理变化的因果关系。

1. 气滞血瘀

跌仆闪挫，猝然身受，气滞能使血凝，血凝能阻气行，以致病变而为血瘀。滞于肌表则为青紫肿痛，阻于营卫则郁而生热，积于胸胁则为痞满胀闷，结于脏腑则为癥瘕积聚。由此可见，骨关节损伤和疾病的发生、发展，与气血的关系极其密切。

2. 骨断筋伤

筋可联络骨骼，维持肢体活动。骨有支持躯体、保护内脏的功能。肢体的运动，虽赖于筋骨，但筋骨离不开气血的温煦。气血化生，濡养充足，筋骨功能才可健运。而且筋骨又是肝肾的外合，肝血充盈则筋得所养，肾髓充则骨骼劲强。肝肾精气的盛衰，关系到筋骨的成长与衰退。

筋骨损伤和疾病可累及气血。损骨能伤筋，伤筋亦可损骨，伤筋损骨还可累及肝肾的精气，肝肾精气充盛的人，筋骨盛长，筋骨损伤后修复较快；肝肾精气不足的人，筋骨衰弱，筋骨损伤后修复迟缓。筋骨损伤之后，如果肝肾得到调养，就能促进损伤筋骨的修复。

3. 经络病机

《灵枢·本脏》曰："经脉者，所以行气血而营阴阳，濡筋骨，利关节者也。"指出了经络是运行气血的通路，它内联脏腑，外络肢体，沟通表里，贯穿上下，调节人体各部功能。因此，经络畅通，则气血调和，濡养周身，肢体健强，维持脏腑正常生理活动功能。若经络阻塞，则气血失调，濡养滞阻，肢体受损，而致脏腑不和，引起病变。

经络的病机主要有两方面：一是脏腑伤病可以累及经络；二是经络运行阻滞，影响循行所过组织器官的功能，出现相应部位的症状。

《杂病源流犀烛》曰："损伤之患，必由外侵内，而经络脏腑并与俱伤。""其治之之法，亦必于脏腑经络间求之。"例如胸部内伤，症见胸满气短，其痛则在胁肋。其病机就与经络有关，因胸为肺之分野，除肺经与心经外，肝经之脉由下而上布胁肋，胆经之脉由上而下循胸胁。因此，胸部内伤，除有心肺的症状外，还有经络循行部位的症状。

古人认为"腰乃脉络经俞之大合"。《诸病源候论》曰："劳伤之人，肾气虚损，而肾主腰脚，其经贯肾络脊，风邪乘虚卒入肾经，故卒然而患腰痛。"腰为肾之府，肾经、膀胱经和脊柱相联络，故这些经脉的病变可引起腰背、臀部及下肢放射性疼痛，于承扶、委中、承山、昆仑等穴位找到压痛点。

《难经》记载："督脉者，起于下极之俞，并于脊里，上至风府，入属于脑。"且督脉总督周身之阳，手足三阳经与其交会，脊椎骨折脱位合并督脉损伤时，可出现肢体麻木不仁、活动失灵（功能丧失）。合并足太阳膀胱经损伤时，可出现泌尿系统功能障碍。合并手阳明大肠经损伤时，则出现大便功能障碍。

《医宗金鉴·外科心法要诀》曰："痈疽原是火毒生，经络阻隔气血凝。"可见骨病疮疡，由于外感邪毒，引起经络阻塞、气血凝滞而发病；若邪毒由表传里，还可波及脏腑。脏腑内的病变，若邪毒波及体表，也是通过经络而传导的。由此可见，骨关节损伤和疾病的发生、发展与经络的关系亦极为密切。

4. 脏腑病机

脏腑是化生气血，通调经络，濡养皮肉筋骨，主持人体生命活动的主要器官。若脏腑不和，则经络阻塞，气血凝滞，皮肉筋骨失去濡养从而引起肢体病变。《素问·至真要大论》指出："诸风掉眩，皆属于肝；诸寒收引，皆属于肾；诸气膹郁，皆属于肺；诸湿肿满，皆属于脾；诸痛痒疮，皆属于心。"说明各种病变与脏腑病机息息相关，互为因果。骨关节损伤和疾病若出现头晕目眩、手足抽搐、肢体强直、关节拘挛等症，有时可以视为肝风引动的病机；形体畏寒、四肢不温、腰背冷痛、膝酸腿软等症，多属肾阳不足；胸膈胀闷、胁肋疼痛、喘咳气逆、少气自汗等症，多为肺气郁滞；身体疲乏、四肢沉重、肌肤浮肿、筋不柔和等，多为脾阳失运；红肿结块、焮热疼痛、肉腐化脓、高热昏迷等症，多为心火热毒。

《灵枢·邪气脏腑病形》曰："有所堕坠，恶血留内；若有所大怒，气上而不下，积于胁下，则伤肝。有所击仆，若醉入房，汗出当风，则伤脾。有所用力举重，若入房过度，汗出浴水，则伤肾。"《外科正宗·杂疮毒门》曰："从高坠堕而未经损破皮肉者，必有瘀血流注脏腑。"此外，朱丹溪曰："凡损伤专主血论。肝主血，不论何经所伤，恶血必归于肝，流于胁，郁于腹而作胀痛。"所有这些论述，都说明损伤瘀血可反映于脏腑而引起病机。

《内经》认为，肾藏精、主骨，有促进骨骼生长发育和滋生骨髓、脑髓的作用。骨髓贮于骨腔，以养骨骼；脊髓上通于脑，以充养脑髓。肾精充足，则骨髓得养、脑髓充盈，人即精力充沛，耳聪目明，记忆力强，骨骼强健，行动轻捷，矫健有力。如肾精亏损，骨髓发育迟缓，囟门迟闭。脑髓失充则记忆力差，或见失眠、眩晕、耳鸣等症。阐明了"肾主骨"的生理病理机制及骨髓充盈与否均取决于肾气盛衰。此外，心阳虚脱，可发生休克；肝血不荣，可引起筋痿；脾不统血，可致血证；肺肾阴虚，可诱发骨劳。从而说明脏腑病机与骨关节病变关系密切，且互相影响。

三、病理特征

1. 不同部位骨折的临床表现不同，比如手舟骨、距骨、胫骨中下 1/3 及肱骨中下段骨折易造成骨折迟缓愈合甚至不愈合，肱骨外上髁骨折易造成翻转，桡骨远端骨折易形成餐叉畸形，脊柱骨折脱位易造成神经损伤等。

2. 骨折轻重不同对身体造成的影响不同，轻度暴力骨折全身反应较小，重度暴力易造成骨折粉碎，甚至创伤及失血性休克。

3. 不同年龄阶段骨折特点不同，儿童骨折多见青枝骨折，中青年骨折一般经受很大暴力，老年则骨质疏松性骨折多见。

四、诊断及辨证分型

（一）诊断

骨折发生后常在局部出现疼痛、压痛、肿胀、瘀血、畸形、活动受限及纵向叩击痛、肢体功能部分或完全丧失，完全性骨折尚可出现肢体畸形及异常活动。一般多可据此做出诊断。凡疑为骨折者应常规进行 X 线拍片检查，可显示临床上难以发现的不完全性骨折、深部的骨折、关节内骨折和小的撕脱性骨折等，即使临床上已表现为明显骨折者，为了进一步了解骨折部位、类型、稳定性以分类指导治疗，X 线拍片检查也是必要的。X 线摄片应包括正、侧位，需包括邻近关节，有时要加摄斜位、切线位，对于骨骼仍处于生长发育时期的孩童则要拍摄健侧相应部位的 X 线片。仔细阅读 X 线片后以辨明以下几点。

（1）骨折是损伤性或病理性。

（2）骨折是否移位，如何移位。

（3）骨折对位对线是否满意，是否需要整复。

（4）骨折是新鲜的还是陈旧的。

（5）是否有临近关节、组织损伤。

本病依据其临床表现和 X 线检查，可以明确诊断，无须鉴别。但临床上需注意骨折的发生是属于单纯性骨折还是由于患者本身原有疾病所导致的病理性骨折，即前面提到的需要辨明的第一条，是否为病理性骨折，因为在患者原有疾病而导致骨骼异常的情况下，轻微的力量便可造成骨折，需严格地观察和诊断。如果骨折损伤了血管、神经等，则会出现相应的表现，故应注意是否有其他器官同时损伤。

（二）辨证分型

骨折早期：骨折后 1～2 周，即是活血祛瘀期。此时骨断筋离，脉络受损，气血受阻停滞，血溢脉外成为离经之血，瘀积不散出现肿胀疼痛，骨折端不稳定，容易再移位。

骨折中期：骨折 2 周后，进入接骨续筋期。此时肿胀基本消退，疼痛减轻，断骨逐渐连接，气血始将恢复，但筋骨软弱，时而作痛，此为瘀血尚未化尽，筋络尚未畅通，气血仍欠旺盛。

骨折后期：伤后 6～8 周为补气养血、强筋壮骨期。断端已基本连接，但尚未坚强，关节功能也未完全恢复，伤筋骨损累及肝肾，精血亏损。

五、骨折辨证施膳

骨折创伤根据中医骨伤三期治疗分早、中、晚三期。早期，一般在伤后 1～2 周内，由于气滞血瘀，需消肿止痛，以活血化瘀为主，即采用"下法"或"消法"；若瘀血积久不消，郁而化热，或邪毒入侵，或迫血妄行，可用"清法"；气闭昏厥或瘀血攻心，则用"开法"。中期在损伤后 3～6 周期间，虽损伤症状改善，肿胀瘀阻渐趋消退，疼痛逐步减轻，但瘀阻去而未尽，疼痛减而未止，仍应以活血化瘀、和营生新、接骨续筋为主，故以"和""续"两法为基础。晚期为损伤 7 周以后，瘀肿已消，但筋骨尚未坚实，功能尚未恢复，应以坚骨壮筋，补养气血、肝肾、脾胃为主；而筋肌拘挛，风寒湿痹，关节屈伸不利者则予以温经散寒、舒筋活络，故后期多施"补""温"两法。三期分治方法是以调和疏通气血、生新续损、强筋壮骨为主要目的。临证时，必须结合患者体质及损伤情况辨证施治。康复药膳同样要根据患者体质及损伤情况、部位辨证施膳。下面，我们就从骨折的早、中、后期来介绍一些对骨折康复非常有效的药膳。

（一）骨折早期药膳

药膳原则：早期（骨折 1～2 周），受伤部位瘀血肿胀，经络不通，气血阻滞，此期应以活血化瘀、行气消散为主。

饮食方面要以清淡为主，如蔬菜、水果、牛奶、蛋类、豆制品、鱼汤、瘦肉等，忌食酸辣、燥热、油腻，尤不可过早吃肥腻滋补之品，如骨头汤、油腻的汤等，使得瘀血肿胀难以消散。药膳中可选一些活血消肿的中药如红花、当归、三七等。

常用药膳：

1. 祛瘀生新汤

【原料】三七片 12g，生地黄 30g，大枣 4 枚，瘦猪肉 300g。

【制法】瘦猪肉剔除脂肪、筋膜，洗净。共入砂锅，加水 1200 mL，武火煮沸 15 分钟，改文火煮 60 分钟至瘦肉熟烂，加盐、葱，饮汤吃肉。

【功效】化瘀止痛，养阴生津。适用于创伤骨折早期，或手法复位后体内有瘀，积瘀化热，胃纳不佳者。

2. 骨碎山楂粥

【原料】骨碎补、山楂、蟹肉、月季花、藕粉、姜、葱、粳米、黄酒。

【制法】把骨碎补、山楂研末与蟹肉、月季花、藕粉、粳米、姜、葱、黄酒同置入砂锅中，加水常法煮粥后食用。

【功效】活血行气，散结续伤。适用于跌打损伤，骨折早期局部肿痛，无里实热证者。

3. 三七蒸鸡

【原料】三七粉 15g，冰糖（捣细）适量，鸡肉片 250g。

【制法】隔水密闭慢火蒸熟。每日 1 剂。

【功效】活血化瘀，消肿止血。适用于骨折早期之体弱者。

4. 当归桃仁粥

【原料】当归 9g，桃仁 6g，粳米 50g。

【制法】当归、桃仁先水煎取其药汁，再与粳米同熬粥。

【功效】本方具有补血活血的作用。可用于骨折早期血虚气滞血瘀患者。

5. 桃仁粥

【原料】桃仁 15g，牛膝 15g，木瓜 15g，红糖适量。

【制法】将桃仁捣烂，水浸，研汁去渣，入粳米、红糖，同入砂锅中，加水 400mL 用文火煎成稀粥即可，日 1～2 次。

【功效】本方具有活血化瘀、通经止痛之效。可用于骨折早期，气滞血瘀者。

（二）骨折中期药膳

药膳原则： 中期（骨折后 3～6 周），骨折所引起的疼痛已缓解，瘀肿虽消但未尽，骨尚未连接，此期应以祛瘀生新、接骨续筋为主。

饮食方面要由清淡转为适当的高营养食物，以满足骨痂生长的需要，可在初期的食谱上加以骨头汤、鸡汤之类，多吃些青菜、番茄、萝卜等维生素含量丰富的蔬菜，以促进骨痂生长，药膳中可加入一些接骨药如续断、骨碎补等。简单食疗：当归 10g，骨碎补 10g，续断 10g，新鲜猪排 250g，炖煮 1 小时以上，汤肉共进。

常用药膳：

1. 骨碎补猪骨汤

【原料】骨碎补 15g，丹参 15g，鲜猪长骨 500g，黄豆 70g，料酒、葱花、姜末、精盐、五香粉、麻油各适量。

【制法】先将骨碎补、丹参拣杂、洗净、晾干、切片，同入纱布袋，扎紧袋口，备用。将黄豆淘洗干净，放入温水中浸泡 1 小时。猪长骨洗净，用刀背砸断，放入砂锅中，加足量水，大火煮沸，撇去浮沫，加入料酒，放入浸泡的黄豆及浸泡液（缓缓加入），再放进骨碎补、丹参药袋，中火煮 40 分钟，取出药袋，加葱花、姜末，继续用小火煮至黄豆熟烂如酥，加精盐、味精、五香粉，拌和搅匀，淋入麻油即可。佐餐当汤，随意服用。

【功效】主治骨折迟缓愈合。

2. 猪骨乌豆汤

【原料】猪骨 500g，乌豆 70g，黄豆 70g，牛膝 20g，党参 20g，姜、葱、黄酒。

【制法】把牛膝、党参加水煎煮，留汁去渣，与猪骨、乌豆、黄豆、姜、葱、黄酒文火煮烂。

【功效】补肾、活血、祛风、利湿。

3. 续骨猪排汤

【原料】猪排骨 200g，肉苁蓉 12g，续断 12g，生姜 5 片，食盐适量。

【制法】将洗净的猪排骨块放沸水中氽出血水，再换清水，其他食材同入锅，用小火炖至肉烂熟即可，喝骨汤吃肉。

【功效】续骨活血，祛瘀止痛。

4. 益母草煮鸡蛋

【原料】益母草 15～30g，鸡蛋 2 个。

【制法】加入水同煮，待鸡蛋刚熟时去蛋壳，入红糖适量，复略煮。吃蛋喝汤，每日 1 剂，可连服 10～15 日。

【功效】祛瘀生新，利水消肿。主治瘀血内阻型骨折早、中期，症见瘀肿疼痛。

5. 补虚乌鸡汤

【原料】乌鸡 1 只，去毛及内脏洗净后连骨剁成块。当归 9g，生地 9g，川芎 6g，芍药 6g。

【制法】水煎去渣取药汁，然后与乌鸡同炖 2～3 小时，适量调味即可食用，喝汤吃肉。

【功效】气血双补。

（三）骨折后期药膳

药膳原则： 后期（骨折后 7 周以上）骨折部位肿胀基本吸收，已经开始有骨痂生长。治疗宜补，通过补益肝肾气血，以促进更牢固的骨痂生成。

饮食上可以解除禁忌，能饮酒者可选用杜仲骨碎补酒、鸡血藤酒等。简单食疗：枸杞子 10g，骨碎补 15g，续断 10g，薏苡仁 30g。将骨碎补与续断先煎去渣，再入薏苡仁煮软后，加入枸杞子稍煮即可。

常用药膳：

1. 归芪杞子炖鸡

【原料】母鸡 1 只，当归 15g，黄芪 30g，枸杞子 15g，生姜 6 片，大葱 3g，黄酒、盐各适量。

【制法】将母鸡宰杀后，去毛及内脏，洗净。将当归、黄芪、枸杞子、生姜片、大葱、黄酒、盐放入母鸡腹腔内（腹部向上），再放入锅内，隔水炖 1～2 小时。食肉，饮汤。每日 1 次。

【功效】补气升阳，行水消肿。

2. 羊脊羹粟米粥

【原料】白羊脊骨 1 具捣碎，粟米 500g。

【制法】加适量水煮至骨熟，入羊肾 2 个再煮熟。将羊肾取出，切片后放入锅中，加葱白、盐、酱、花椒、糖适量，再略煮后待温食。分次服食，每日 1 剂。

【功效】补肾，强筋壮骨。主治肾阳不足型骨折后期，症见腰膝酸软，筋骨痿弱，四肢不温。

3. 乌鸡丹参汤

【原料】乌鸡 1 只，丹参 15g，枸杞子 20g，黄芪 20g，山药 20g，芝麻 20g，陈皮 5g，姜、葱、黄酒适量。

【制法】乌鸡宰杀，去内脏洗净后把丹参、枸杞子、黄芪、山药、芝麻、陈皮、姜、葱置于鸡肚内，加少量黄酒文火煮至鸡肉熟烂。先喝汤后吃肉。

【功效】健脾开胃，调补气血。

4. 枸杞栗子乌鸡煲

【原料】枸杞 15g，栗子 10 粒，乌鸡 1 只。

【制法】乌鸡去毛及内脏，洗净剁块，与其他食材同入锅，加清水用小火炖 2 ～ 3 小时，熟时添加适量调料，吃肉喝汤。

【功效】益气血。

5. 枸杞猪腰汤

【原料】猪腰一对，枸杞子 15g。

【制法】去筋膜洗净，切成中等大小的块，加清水小火炖，快熟时加入枸杞子，以及适量食盐、小茴香粉等。

【功效】益肾阴，补肾阳，固精强腰。

第二节　上肢骨折康复药膳

上肢骨折主要包括：锁骨骨折，肱骨近端骨折，肱骨干骨折，肱骨下端骨折，尺桡骨近端骨折，尺、桡骨干双骨折，尺桡骨干单骨折，尺骨上 1/3 骨折合并桡骨头脱位，桡骨下 1/3 骨折合并下桡尺关节脱位，尺桡骨远端骨折，腕骨骨折，掌骨骨折，指骨骨折等。

上肢骨折康复药膳在遵循骨折三期康复药膳原则的同时具有自身的特点。上肢骨折一般不影响患者下地活动，患者没有必要绝对卧床休息，绝对卧床反而对康复不利。此时症状主要集中在上肢局部。因此，在辨证施膳的时候在注重全身状况前提下，更要注意引经药的使用，如药膳中加入桑枝、桂枝、羌活、防风等。下面介绍一些上肢骨折常用康复药膳方，以供参考。

一、上肢骨折早期药膳

药膳原则：受伤部位瘀血肿胀，经络不通，气血阻滞，此期应以活血化瘀，行气消散为主。常用康复药膳方有三七蒸鸡汤加桑枝、上肢消肿汤加桂枝、祛瘀生新汤加桂枝等。

常用药膳：

1. 三七蒸鸡汤加桑枝

【原料】三七粉 20g，桑枝 10g，冰糖（捣细）适量，鸡肉片 250g。

【制法】将原料拌匀，隔水密闭慢火蒸熟。每日 1 剂，分 2 次食。

【功效】活血化瘀，消肿止血。主治骨折早期之体虚或老年体弱者，体虚便秘者可加入麻子仁 20g 同食。

2. 上肢消肿汤加桂枝

【原料】猪长干骨 1000g，黄豆 250g，丹参 50g，桂枝 20g。

【制法】丹参、桂枝用水漂洗，去杂质，加水煮沸 1 小时，去渣留汁；其汁与新鲜猪长干骨 1kg，黄豆 250g 同煮，待烂熟，入少量盐。每日服 2～3 次。

【功效】补骨生髓，活血止痛，主要用于上肢骨折较严重者。湿气较重者可加入适量羌活，恶风寒者加入适量防风。

3. 祛瘀生新汤加桂枝

【原料】三七片 12g，生地 30g，桂枝 10g，大枣 4 枚，瘦猪肉 300g。

【制法】瘦猪肉剔除脂肪、筋膜，洗净。共入砂锅，加水 1200 mL，武火煮沸 15 分钟，改文火煮 1 小时至瘦肉熟烂，加盐、葱，饮汤吃肉。早晚各温服一小碗。

【功效】化瘀止痛，养阴生津。适用于上肢骨折早期或手术手法复位后体内有瘀，积瘀化热，胃纳不佳者。

二、上肢骨折中期康复药膳

药膳原则：骨折所引起的疼痛已缓解，瘀肿虽消但未尽，骨尚未连接，此期应以祛瘀生新、接骨续筋为主。常用康复药膳方有蟹肉粥、益母草煮鸡蛋、长骨滋补汤等。

常用药膳：

1. 蟹肉粥

【原料】粳米适量，新鲜河蟹 2 只，桑枝 10g，生姜、醋和酱油各适量。

【制法】粳米适量煮粥，熟时入新鲜河蟹 2 只之肉（带黄）及桑枝 10g，再调以生姜、醋和酱油各适量。佐餐食。

【功效】滋养气血，接骨续筋。主治骨折中期气血不足断骨未续者。分早晚服。

2. 益母草煮鸡蛋

【原料】益母草 15～30g，防风 15g，鸡蛋 2 个。

【制法】加入水同煮，待鸡蛋刚熟时去蛋壳，入红糖适量，复略煮。吃蛋喝汤，每日 1 剂，可连服 10～15 日。

【功效】祛瘀生新，利水消肿。主治瘀血内阻型骨折中期，症见瘀肿疼痛或稍恶风寒者。分早晚服用。

3. 长骨滋补汤

【原料】猪脊 500g，猪腰 1 只，鸡爪 5 只，党参 30g，杜仲 25g，三七 12g，接骨木 12g，桑枝 10g，生姜 2 片，米酒 3mL。

【制法】猪腰切开，去肾周筋膜，切片；猪脊骨及鸡爪置沸水中去血水，洗净；共入砂锅，加水 2500 mL，武火煮沸 15 分钟，改文火煮 2 小时至脊骨松脆、鸡爪熟烂，加盐调味，饮汤吃肉。

【功效】补肾壮骨，健脾活血。适用于骨折中期及术后调养。早晚各温服 1 小碗。

三、上肢骨折后期康复药膳

药膳原则：骨折部位肿胀基本吸收，已经开始有骨痂生长。治疗宜补，通过补益肝肾气血，促进更牢固的骨痂生成。常用康复药膳方有羊脊羹加桂枝粥、枸杞鹿筋双蹄汤、益寿鸽蛋汤、枸杞碎补粥等。

常用药膳：

1. 羊脊羹加桂枝粥

【原料】白羊脊骨1具捣碎，粟米500g，羊肾2个，葱白、盐、酱、花椒、糖适量。

【制法】羊脊骨和粟米加适量水煮至骨熟，入羊肾2个再煮熟。将羊肾取出，切片后放入锅中，加葱白、盐、酱、花椒、糖适量，再略煮后待温食。分次服食，每日1剂。

【功效】补肾，强筋壮骨。主治肾阳不足型骨折后期，症见腰膝酸软、筋骨萎弱、四肢不温。

2. 枸杞鹿筋双蹄汤

【原料】鸡脚8只，猪脚2只，鹿筋30g，山药60g，枸杞子15g，生姜3片，红枣5个。

【制法】加适量水，共入砂锅，慢火炖至肉烂熟，调味。分餐吃肉喝汤。

【功效】补肾壮阳，强壮筋骨。主治肾阳不足型骨折中后期。

3. 益寿鸽蛋汤

【原料】枸杞子、龙眼肉、黄精各10g，鸽蛋4个，冰糖10g。

【制法】将原料置锅中，加水750mL煮沸，鸽蛋4个打破后放入锅内，冰糖10g同入锅，共煮熟。每日1次，可连服1～2周。

【功效】补肝肾，益气血。主治肝肾阴虚，气血不足型骨折后期。

4. 枸杞碎补粥

【原料】枸杞子10g，骨碎补15g，续断10g，薏苡仁50g。

【制法】将骨碎补与续断先煎去渣，再入余二味煮粥进食，每日1次，7天为一疗程，每个疗程间隔3～5天，可用3～4个疗程。

【功效】主治骨折后期断骨未续者。

第三节　下肢骨折康复药膳

下肢骨折主要包括股骨颈骨折、股骨转子间骨折、股骨干骨折、股骨髁上及髁间骨折、髌骨骨折、胫骨骨折、胫骨髁骨折、胫腓骨干骨折、踝部骨折、距骨骨折、跟骨骨折、跖骨骨折及趾骨骨折等。

下肢骨折在遵循骨折三期康复药膳的大原则下具有自身的特点。下肢骨折患者骨折复位或术后要双下肢制动较长时间，卧床时间比较长。久卧伤气，气滞血瘀，更容易导致上下肢血运不畅，特别是老年患者。故在辨证施膳过程中加强行气活血力量，再者要在全身辨证施膳的原则上注意引经药的使用，以达到事半功倍的效果。如药膳中适当加入牛膝、木瓜、独活、千年健、防己、泽泻等。

一、下肢骨折早期康复药膳

药膳原则：骨折部位瘀血肿胀，经络不通，气血瘀滞，应以活血祛瘀、行气消散为主。常用康复药膳方有骨碎山楂粥加牛膝、木瓜，桃仁粥加木瓜，海马三七粥等。

常用药膳：

1. 骨碎山楂粥加牛膝、木瓜

【原料】骨碎补 20g，牛膝 15g，山楂 15g，蟹肉 2 只、月季花 10g，另加藕粉、姜、葱、粳米、黄酒等。

【制法】把骨碎补、牛膝、山楂研末与蟹肉、月季花、藕粉、粳米、姜、葱、黄酒同置入砂锅中，加水常法煮粥后食用。

【功效】活血化瘀，强筋健骨。

2. 桃仁粥加木瓜

【原料】桃仁 15g，牛膝 15g，木瓜 15g，粳米、红糖适量。

【制法】将桃仁捣烂，与牛膝水浸，研汁去渣，与粳米、木瓜、红糖同入砂锅中，加水 400mL 用文火煎成稀粥即可，每日 1 ～ 2 次。

【功效】活血化瘀，通经止痛。可用于骨折早期，气滞血瘀者。

3. 海马三七粥

【原料】海马 1 对，鹿脚筋 90g，三七 9g，羊胫骨 1 副，粳米 30g。

【制法】将羊胫骨斩块，三七打碎，鹿筋、海马、粳米洗净。把各味药材一起放入砂锅，加清水适量，文火煮 2 ～ 3 小时，调味即可食用。

【功效】活血止痛，强筋健骨。适用于髌骨骨折术后者，也适用于肥大性关节炎患者伴有肾虚骨弱者。

二、下肢骨折中期康复药膳

药膳原则：中期疼痛已缓解，瘀肿未尽，骨尚未连接，患者已久卧在床难免有气虚血瘀之嫌。此期应以益气祛瘀生新、接骨续筋为主。常用康复药膳方有骨碎补猪骨汤加牛膝、黄芪，橘皮代花茶，猪脊红枣莲子汤加牛膝。

常用药膳：

1. 骨碎补猪骨汤加牛膝、黄芪

【原料】骨碎补 15g，丹参 15g，牛膝 10g，黄芪 20g，鲜猪长骨 0.5kg，黄豆 70g，料酒、葱花、姜末、精盐、五香粉、麻油各适量。

【制法】先将骨碎补、牛膝、黄芪、丹参拣杂、洗净、晾干、切片，同入纱布袋，扎紧袋口，备用。将黄豆淘洗干净，放入温水中浸泡 1 小时。猪长骨洗净，用刀背砸断，放入砂锅，加足量水，大火煮沸，撇去浮沫，加入料酒，放入浸泡的黄豆及浸泡液（缓缓加入），再放进骨碎补、牛膝、黄芪、丹参药袋，中火煮 40 分钟，取出药袋，加葱花、姜末，继续用小火煮至黄豆熟烂如酥，加精盐、味精、五香粉，拌和搅匀，淋入麻油即可。佐餐当汤，随意服用。

【功效】益元祛瘀，接骨续筋。

2. 橘皮代花茶

【原料】橘皮 6g，代代花 6g，大枣 10 枚，甘草 3g。

【制法】将橘皮、代代花、大枣、甘草同置杯中，开水冲服，代茶饮。

【功效】理气和胃。主治骨折中期瘀积疼痛，关节活动僵硬者。

3. 猪脊红枣莲子汤加牛膝

【原料】猪脊骨 1 具，红枣 120g，牛膝 10g，莲子 90g，降香、生甘草各 9g。

【制法】将上述原料加水，以小火烧烂，加姜、盐调味。分多次饮。

【功效】活血祛瘀，强筋健骨。

三、下肢骨折后期康复药膳

药膳原则：肿胀基本消失，骨痂已有生长。患者久卧在床必然有气虚气滞血瘀。治疗宜补，通过补益肝肾气血辅以活血通络，以调节患者整体功能，促进更牢固的骨痂生成。常用康复药膳方有归芪杞子炖鸡加牛膝，枸杞桂圆粥加木瓜、千年健等。

常用药膳：

1. 归芪杞子炖鸡加牛膝

【原料】母鸡 1 只，当归 15g，黄芪 30g，枸杞子 15g，牛膝 15g，生姜 6 片，大葱 3g，黄酒、盐各适量。

【制法】将母鸡宰杀后，去毛及内脏，洗净。将当归、黄芪、枸杞子、生姜片、大葱、黄酒、盐放入母鸡腹腔内（腹部向上），再放入锅内，隔水炖 1～2 小时。食肉，饮汤。每日 1 次。

【功效】补肝肾，益气血。

2. 枸杞桂圆粥加木瓜、千年健

【原料】枸杞子 50g，红枣 10 枚，龙眼肉 50g，千年健 10g，木瓜 10g，大米

100g。

　　【制法】将上述原料加水煮粥，快熟时调入冰糖。

　　【功效】健脾和胃，强筋健骨。

第四节　躯干骨折康复药膳

　　躯干骨折主要包括肋骨骨折、脊柱骨折及盆骨骨折。

　　躯干骨折在遵循骨折三期康复药膳的大原则下具有自身的特点。躯干骨由脊柱、肋骨和骨盆组成，对胸腔、腹腔和盆腔脏器的保护和承重起着非常重要的作用。躯干骨损伤的致伤暴力强大，损伤机制复杂，往往合并内脏组织结构的破坏，产生严重并发症，可导致终身残疾甚至死亡。因此，对于躯干骨折的辨证施膳，既要重视躯干骨折局部，也要重视其全身状况，更要注重一些引经药的使用，如胸部损伤加柴胡、郁金、炙香附、苏子；两胁部损伤加青皮、陈皮、延胡索等；合并腰部损伤加杜仲、补骨脂、川断、狗脊、枸杞、桑寄生、山萸肉等；合并腹部损伤加炒枳壳、槟榔、川厚朴、木香；合并小腹损伤加小茴香、乌药等。下面介绍一些躯干骨折康复药膳方，以供参考。

一、躯干骨折早期康复药膳

　　药膳原则：骨折早期局部瘀血肿胀，经络不通，气血瘀滞，应以活血祛瘀、行气通络为主。常用康复药膳方有补精壮骨膏、七归青陈肉鸽汤、祛瘀生新汤等。

　　常用药膳：

　　1. 补精壮骨膏

　　【原料】牛骨髓、炒核桃肉、杏仁泥各 120g，山药 250g，杜仲 30g，三七粉 50g，炼熟蜜 500g。

　　【制法】将核桃肉、杏仁泥、杜仲、三七粉、山药同捣成膏状，入炼熟蜜 500g，与牛骨髓拌匀，入砂锅内沸汤煮熬，以瓶收贮。开水冲服，空腹食之。

　　【功效】活血行瘀，补骨生髓。主要用于体虚或老年脊柱损伤者。

　　2. 七归青陈肉鸽汤

　　【原料】三七 10g，当归 10g，青皮 10g，陈皮 10g，肉鸽 1 只，生姜、胡椒、食盐适量备用。

　　【制法】将上药一同放入砂锅内炖至熟烂，汤肉并食，每日 1 次，连续 7～10 天。

　　【功效】活血化瘀，疏肝行气。常用于肋骨骨折合并胸胁损伤者。

　　3. 祛瘀生新汤

　　【原料】三七片 12g，生地黄 30g，小茴香 10g，乌药 10g，大枣 4 枚，瘦猪肉

300g。

【制法】瘦猪肉剔除脂肪、筋膜，洗净。共入砂锅，加水 1200mL，武火煮沸 15 分钟，改文火煮 1 小时至瘦肉熟烂，加盐、葱，饮汤吃肉。

【功效】活血补血，行气止痛。主要用于盆骨骨折合并小腹损伤者。

二、躯干骨折中期康复药膳

药膳原则：疼痛已缓解，瘀肿未尽，骨尚未连接，气虚血瘀。此期应以益气活血、续筋接骨为主。常用康复药膳方有猪骨乌豆汤加三七、丝瓜白芷汤等。

常用药膳：

1. 猪骨乌豆汤加三七

【原料】猪骨 500g，三七 20g，党参 20g，乌豆 70g，黄豆 70g，姜、葱、黄酒。

【制法】把三七、党参加水煎煮，留汁去渣，与猪骨、乌豆、黄豆、姜、葱、黄酒文火煮烂。

【功效】益气活血，补骨生髓。

2. 丝瓜白芷汤

【原料】老丝瓜 50g，白芷 20g。

【制法】老丝瓜洗净，切成小块，白芷洗净，同置锅中，加清水 500mL，急火煮开 3 分钟，文火煮 20 分钟，去渣取汁，分次食用。

【功效】行气和中，止痛。主治骨折中期，胀痛不退者。

3. 茴香桃仁米粥

【原料】小茴香 10g，桃仁 20g，粳米 50g。

【制法】将小茴香、桃仁洗净，炒熟，磨细末，置锅中，加粳米，加清水 100mL，急火煮开 3 分钟，文火煮 30 分钟，成粥，趁热食用，连服 2 周。

【功效】续筋接骨，调气和胃。主治骨折中期，骨折处肿胀、青紫者。

三、躯干骨折后期康复药膳

药膳原则：肿胀基本消失，骨痂已有生长。患者久卧在床必然有气虚、气滞、血瘀。治疗宜补，通过补益肝肾气血辅以活血通络，以调节患者整体功能，促进更牢固的骨痂生成。常用康复药膳方有扁豆山药汤、猪肾汤、猪骨汤米粥等。

常用药膳：

1. 扁豆山药汤

【原料】扁豆 50g，山药 50g。

【制法】扁豆洗净，山药洗净，切成小片，同置锅中，加清水 500mL，急火煮开 3 分钟，文火煮 20 分钟，分次食用。

【功效】健脾养血。主治骨折后期，脾胃虚弱，胃纳差者。

2. 猪肾汤

【原料】猪肾 1 对，黄酒、姜、葱、精盐。

【制法】猪肾剖开，洗净，开水浸泡 1 小时，去浮沫，切成小片，置锅中，加清水 500mL，加黄酒、姜、葱、精盐，急火煮开 3 分钟，文火煮 20 分钟，分次食用。

【功效】补肾养血。主治骨折后期伴有腰酸者。

3. 猪骨汤米粥

【原料】猪骨 500g，粳米 50g。

【制法】将猪骨洗净剁碎，置锅中，加清水 500mL，煮开去浮沫，再煮 20 分钟，去骨去油，取其汁。将汁置锅中，加清水 500mL，加粳米，煮成粥，分次食用。

【功效】续筋骨，益脾胃。主治骨折后期，伴腰膝酸痛、纳差、气短者。

第十一章　颈椎病康复药膳

一、定义与概述

颈椎病又称颈椎综合征。它常见于中、老人。是由于人体颈椎间盘逐渐地发生退行性变、颈椎骨质增生，或颈椎正常生理曲线改变后引起的一组综合症状。发病率约在 3.8% ～ 17.6% 之间，且有逐渐上升、低龄化的趋势。这类患者轻则常常感到头、颈、肩及臂酸、困、沉、痛、麻木，重则可导致肢体酸软无力，甚至出现大小便失禁及瘫痪等。

中医学关于颈椎病的论述，散见于"项强""项筋急""痹证""头痛""眩晕"等条目之下，以颈痹为多，多由外感风寒湿邪伤及经络，或长期劳损，肝肾亏虚，或痰瘀交阻，气滞血瘀等所致，并与长期不当的颈部姿势有关，因此平日的颈椎养骨尤为重要，可以起到预防与治疗双重作用。

二、病因病机

（一）病因

1. 劳损

慢性劳损是指超过正常生理活动范围最大限度或局部所能耐受时值的各种超限活动。因其有别于明显的外伤或生活、工作中的意外，因此易被忽视。但事实上，是构成颈椎骨关节退变最为主要的因素。此种劳损的产生与起因主要来自以下三种情况：不良的睡眠体位，不当的工作姿势，不适当的体育锻炼。

2. 颈椎退变

颈椎是脊椎中体积最小，却最为灵活的椎节，其活动度最大、活动频率最多，因而也最易退变。其中颈椎间盘的退变，不仅退变过程开始较早，且是诱发或促进颈椎其他部位组织退行性变的重要因素。

3. 外伤

颈部外伤引起颈椎病较少见。颈部挫伤、扭伤使已退变颈椎损害加重诱发颈椎病。

4. 颈椎发育不良

如发育性椎管狭窄、椎体融合等。本病多见于中老年患者，颈脊筋骨痿软、肝肾不足是本病内因；颈部劳损、外感风寒湿邪及颈部外伤，是引起本病的外因。

（二）病机

1. 脏腑亏虚为其本

（1）脾气虚弱：颈椎病之患与脾不散精有直接关联。脾胃为后天之本、气血营卫生化之源。故水谷精微的输布，必须通过脾的散精功能才得以实现，肝筋肾骨才能得以滋养，生理活动才能正常发挥。正如《素问·经脉别论》所云："食气入胃，散精于肝，淫气于筋。"反之，如果脾失健运，阴精不布，就可能退化为颈椎病。故《素问·太阴阳明论》曰："脾病而四肢不用，何也？岐伯曰：四肢皆禀气于胃，而不得至经，必因于脾，乃得禀也。今脾病不能为胃行其津液，四肢不得禀水谷气，气日以衰，脉道不利，筋骨肌肉，皆无气以生，故不用焉。"《素问·痹论》更有"饮食自倍，肠胃乃伤……淫气遗溺，痹聚在肾，淫气乏竭，痹聚在肝"的明确论断。其次，颈椎病之患与脾失升清，中气下陷密切相关。脾有升清之能，升清者，乃升提内脏，使其内脏保持正常的生理位置。其中，五脏六腑、形体官窍、四肢百骸等组织器官之所以能够保持其固定不移的生理位置，皆由脾之中气升清使然。反之，如果脾不升清，中气下陷，则脏腑组织器官就会发生移位，颈椎就会首先出现"筋出槽"，继而导致其"骨错位"的病理现象。所以，脾（胃）虚弱可导致颈椎病的发生。

（2）肝肾不足：由于久劳积损或年老体衰，肝肾亏损，肝血肾精衰少，特别是肾气虚不能生髓充骨，骨髓化生之源不足，加之筋脉失濡，势必骨痿筋弱而发生退行性病变。颈椎病是筋骨之病，所以肝肾亏虚是颈椎骨质退行性变化的内在因素。

2. 络脉痹阻

（1）风寒湿痹阻络脉：外感风寒湿邪痹着筋骨络脉，致筋骨受损，络脉瘀阻，临床表现为畏寒、怕冷、头痛遇风尤甚，颈项僵直或疼痛，肩背部酸痛，阴雨天加重。而病程缠绵，则与"湿性黏滞"特点相符。颈椎病多由劳损或肝肾不足，精血不能濡养筋骨，致局部脉络空虚，复感风寒湿邪，使营卫气血不合，经脉闭塞不通而发病，从而引起颈项背部不适或疼痛不已等一系列临床症状。

（2）痰瘀互结，痹阻络脉：从颈椎病的发生发展到出现临床表现是个较漫长的病理过程，"久病必瘀""久病入络"，瘀血阻滞于颈部络脉，所以血瘀必贯穿于发病进程中，"无痰不作眩"，脾、肝、肾虚弱，则气血亏虚，清阳不振，可致痰蒙清窍，肝阳还可夹痰上扰清窍，痹阻脉络。另外，遭受外伤、感受风寒、劳倦、内伤、退行性变等原因造成机体抗病能力下降时，风寒湿便乘虚而入，导致脏腑功能失调，气化不利，水液代谢障碍，水液停聚而成痰。痰一旦形成，可随气流窜全身，痹阻颈部络脉，导致颈部血脉运行不畅，痰瘀互结痹阻络脉致颈椎病，发为颈椎病。标本相互影响，形成恶性循环，导致颈椎病缠绵难愈。

三、病理特征

1. 发病缓慢，年龄多在 40 岁以上，常有颈肩部疼痛或向颈枕部发展，颈活动受限。

2. 病变范围广，常可涉及四肢、头部、躯干、内脏。

3. 症状表现不一，常为混合症状出现，颈型颈椎病主要表现为颈项疼痛僵直，整个肩背部疼痛，僵硬感，头部屈曲、转动受限，呈斜颈姿势。神经根型颈椎病以持续性肩臂疼痛呈阵发性加剧为主。患侧上肢可出现明显神经根受压迫症状，如手指疼痛、麻木、无力、肌肉萎缩等症状。当咳嗽、深呼吸时，均可诱发患肢症状阵发性加剧。脊髓型颈椎病初期颈部仅有轻微异常感觉甚至完全没有症状，而四肢症状又缺乏神经定位体征。

四、诊断及辨证分型

（一）诊断

1. 有慢性劳损或外伤史，或有颈椎先天性畸形，颈椎退行性病变。

2. 多发于 40 岁以上中年人，长期低头工作者或姿势不良者，往往呈慢性发病。

3. 颈、肩背疼痛，头痛头晕，颈部僵硬，上肢麻木。

4. 颈部活动功能受限，病变颈椎棘突、患侧肩胛骨内上角常有压痛，可摸到条索状硬结，上肢肌力减弱或肌肉萎缩，臂丛牵拉试验阳性，压顶试验阳性。

5. X 线正位摄片显示：颈椎关节增生，或张口位可有齿状突偏歪，侧位摄片显示颈椎曲度变直，或反 C 型侧弯，椎间隙变窄，有骨质增生或韧带钙化，斜位摄片可见椎间孔变小。CT、MRI 对定性定位诊断有意义。

（二）辨证分型

1. 风寒湿痹型

头痛或后枕部疼痛，颈僵，转侧不利，一侧或两侧肩臂及手指酸麻胀痛；或头疼牵涉至上背痛，肌肤冷湿，畏寒喜热，颈椎旁可触及软组织肿胀结节。舌淡红，苔薄白，脉细弦。

2. 气血两虚型

头昏，眩晕，视物模糊或视物目痛，身软乏力，纳差，颈部酸痛，或双肩疼痛。舌淡红或淡胖，边有齿痕，苔薄白而润。脉沉细无力。

3. 痰湿阻络型

头晕目眩，头重如裹，四肢麻木不红，纳呆，舌暗红，苔厚腻，脉弦滑。

4. 肝肾不足型

眩晕头痛，耳鸣耳聋，失眠多梦，肢体麻木，面红目赤，舌红少津，脉弦。

五、辨证施膳应用

药膳原则：颈椎病，中医认为是由肝肾亏虚、劳损久伤、气血亏损，或外邪侵袭，以致风寒湿邪郁积不散所致。肝肾亏虚、气血不足者，宜补益肝肾与气血；风寒湿痹阻者，宜祛邪通络。

常用药膳：

（一）风寒湿痹型

1. 川乌粥

【原料】生川乌 12g，香米 50g，姜汁 1 茶匙，蜜 3 大匙。

【制法】川乌、香米慢火熬熟，下姜汁 1 茶匙，蜜 3 大匙，搅匀，空腹啜服。

【功效】散寒通痹。

2. 姜葱羊肉汤

【原料】羊肉 100g，大葱 30g，生姜 15g，大枣 5 枚，红醋 30g。

【制法】加水适量，做汤 1 碗，日食 1 次。

【功效】益气，散寒，通络。

3. 葛根五加粥

【原料】葛根、苡仁、粳米各 50g，刺五加 15g。

【制法】原料洗净，葛根切碎，刺五加先煎取汁，与余料同放锅中，加水适量。武火煮沸，文火熬成粥。可加冰糖适量。

【功用】祛风除湿止痛。适用于风寒湿痹阻型颈椎病，颈项强痛。

（二）气血亏虚型

1. 参枣汤

【原料】人参 3g，粳米 50g，大枣 15g。

【制法】人参粉碎成细粉，米、枣洗净后入锅，加水适量，武火煮沸，文火熬成粥，再调入人参粉及白糖适量。

【功用】补益气血。适用于气血亏虚型颈椎病。

2. 参芪龙眼粥

【原料】党参、黄芪、龙眼肉、枸杞子各 20g，粳米 50g。

【制法】原料洗净，党参、黄芪切碎，先煎取汁，加水适量煮沸，加入龙眼肉、枸杞子及粳米，文火煮成粥，加适量白糖即可。

【功用】补气养血。适用于气血亏虚型颈椎病。

（三）痰湿阻络型

1. 木瓜陈皮粥

【原料】木瓜、陈皮、丝瓜络、川贝母各 10g，粳米 50g。

【制法】原料洗净，木瓜、陈皮、丝瓜络先煎，去渣取汁，加入川贝母（切碎），加冰糖适量即成。

【功效】化痰除湿通络。主治痰湿阻络型颈椎病。

2. 葛根木瓜饮

【原料】葛根、五加皮、焦山楂、木瓜各 9g，赤小豆、生薏苡仁各 15g。

【制法】原料洗净，武火煮沸，文火煮 30 分钟，头煎内服，二煎热敷颈部患处。

【功效】清热利湿，化瘀止痛。适用于痰湿阻络型颈椎病。

3. 薏苡仁赤豆汤

【原料】薏苡仁、赤豆各 50g，山药 15g，梨（去皮）200g。

【制法】原料洗净，加水适量，武火煮沸后文火煎，加冰糖适量即可。

【功效】化痰除湿。适用于痰湿阻络型颈椎病。

（四）肝肾不足型

1. 天麻炖猪脑

【原料】天麻 10g，猪脑 1 个。

【制法】原料洗净，天麻切碎，与猪脑一并放入炖盅内，加水，盐适量，隔水炖熟。每日吃 1 次，连服 3 ～ 4 次。

【功效】补益肝肾，平肝养脑。主治颈椎病头痛眩晕，肢体麻木不仁。

2. 桑枝煲鸡

【原料】老桑枝 60g，母鸡 1 只（约 1000g），食盐少许。

【制法】鸡洗净，切块，与老桑枝同放锅内，加适量水煲汤，调味，饮汤食鸡肉。

【功效】补肾精，通经络。

3. 五子羊肉汤

【原料】羊肉 250g，枸杞子、菟丝子、女贞子、五味子、桑椹子、当归、生姜各 10g，肉桂 5g。

【制法】原料洗净，菟丝子、女贞子、五味子纱布包，羊肉切成片，用当归、生姜、米酒、花生油各适量，炒炙羊肉后，放入砂锅内，放入余料，加水、盐适量，武火煮沸后，文火煎半小时，取出菟丝子、女贞子、五味子纱布包，加入蜂蜜适量即成。

【功用】补肝肾，益气血。适用于肝肾亏虚型颈椎病，肌肉萎缩，腰膝酸软。

饮食注意：

1. 颈椎病患者需对症进食。由于颈椎病是椎体增生、骨质退化疏松等引起的，所以颈椎病患者应以富含钙、蛋白质、维生素 B 族、维生素 C 和维生素 E 的饮食为主。

其中钙是骨的主要成分，以牛奶、鱼、猪尾骨、黄豆、黑豆等含量为多。蛋白质也是形成韧带、骨骼、肌肉所不可缺少的营养素。维生素 B 族、维生素 E 则可缓解疼痛、解除疲劳。

2. 注意应戒烟、酒；不要经常吃生冷和过热的食物；忌油腻厚味之品；忌辛辣刺激性食物。

第十二章　腰腿痛康复药膳

第一节　腰肌劳损康复药膳

一、定义与概述

　　腰肌劳损是引起慢性腰痛最常见的疾患之一。腰肌劳损主要包括腰部肌肉、筋膜的慢性累积性损伤。引起腰肌劳损的原因有很多，常见原因有长期从事腰部持力或弯腰活动工作，以及长期的腰部姿势不良等，或有慢性的撕裂伤，或有瘀血凝滞，以致腰痛连绵。亦有腰部急性扭伤后，未能获得及时有效的治疗，或反复轻微扭伤，因损伤的肌肉筋膜发生粘连，迁延而致慢性腰痛。

二、病因病机

（一）病因

　　1.慢性劳损是一种积累性损伤，由于长时间的弯腰工作，或习惯性姿势不良，或长时间处于某一固定体位，致使腰部肌肉疲劳过度，代谢产物大量聚集，而引起炎症、粘连。如此反复，日久即可导致组织变性、增厚及挛缩，并刺激相应的神经而引起慢性腰痛。

　　2.先天性畸形：如隐性骶椎裂使部分肌肉和韧带失去附着点，从而减弱了腰骶关节的稳定性；一侧腰椎骶化或骶椎腰化，两侧腰椎间小关节不对称使两侧腰骶肌运动不一致，造成部分腰背肌代偿性劳损。

　　3.急性损伤之后未得到及时正确的治疗，或治疗不彻底，或反复多次损伤，致使受伤的腰肌筋膜不能完全修复。局部存在慢性无菌性炎症、微循环障碍、乳酸等代谢产物堆积，刺激神经末梢而引起症状；加之受损的肌纤维变性或疤痕化，也可刺激或压迫神经末梢而引起慢性腰痛。

　　4.风寒湿邪侵袭：可妨碍局部气血运行，促使和加速腰骶肌肉、筋膜和韧带紧张痉挛而变性，从而引起慢性腰痛。

（二）病机

长期慢性劳损引起腰背筋膜劳损，或者筋膜松弛，或有慢性撕裂伤，或有瘀血凝滞，一直腰痛难愈。亦有腰部急性扭挫伤之后，未能接受及时而有效的治疗，或治疗不彻底，或反复轻微损伤，迁延成为慢性腰痛。亦有平素体虚，肾气虚弱，外感风、寒、湿邪，留滞肌肉筋脉，以致筋脉不和，肌肉筋脉拘挛，经脉闭阻，气血运行障碍而致慢性腰痛。

三、病理特征

1. 起病隐匿，反复发作。开始时疼痛程度较轻，休息后便可缓解，反复发作后，随着病情的发展，疼痛逐渐加剧。

2. 劳累或卧床过久都可引起疼痛。劳累后腰痛加剧，休息后缓解；卧床过久也可引起腰部疼痛不适，稍事活动后症状减轻，劳累后再次加剧。

3. 腰肌劳损引起的腰痛多为酸胀痛，部分患者表现为隐痛或伴有沉重感。

4. 慢性腰肌劳损患者常喜双手捶击按摩疼痛部位，可减轻疼痛症状。

5. 腰部活动时常有牵掣感，弯腰工作困难，弯腰时间稍久疼痛就会加剧。急性发作时，可有明显的肌肉痉挛，甚至出现腰脊柱侧突或后突，下肢牵掣作痛。

四、诊断及辨证分型

（一）诊断

1. 有腰部酸痛或胀痛，部分刺痛或灼痛。

2. 劳累时加重，休息时减轻；适当活动和经常改变体位时减轻，活动过度又加重。

3. 不能坚持弯腰工作。常被迫时时伸腰或以拳头击腰部以缓解疼痛。

4. 腰部有压痛点，多在骶棘肌处、髂骨脊后部、骶骨后骶棘肌止点处或腰椎横突处。

5. 腰部外形及活动多无异常，也无明显腰肌痉挛，少数患者腰部活动稍受限。

6. 阴雨天气腰痛加重，天气转好后疼痛随之缓解。

腰肌劳损在 X 线检查时腰椎有不同程度的骨质增生或骨质疏松等改变，这容易跟腰椎第三横突综合征、腰椎间盘突出症等相区别。

（二）辨证分型

1. 肝肾不足型

腰部疼痛，绵绵不绝，腿膝乏力，喜按喜揉，遇劳更甚，卧则减轻，常反复发作，手足不温，舌质淡或偏红，脉弦细。

2. 风寒湿痹型

腰部冷痛重着，转侧不利，静卧不减，阴雨天加重。舌苔白腻，脉沉。

五、辨证施膳

药膳原则：腰肌劳损属于中医的"腰痹"。"痹"即为"疼痛、屈伸不利、麻木不仁"之意。故治疗以祛痹痛、补肝肾、强筋骨为主。

常用药膳：

（一）肝肾不足型

1. 牛膝蒸栗子

【原料】生栗子 300g，牛膝 20g。

【制法】生栗子洗干净，泡透。牛膝洗净，润透，切片。将生栗子、牛膝片放入蒸盆中，加入清水 500g，置蒸笼中蒸熟，取出用微波炉烤干后即可食用。饮汤食栗子肉。

【功效】补肝益肾，强筋壮骨。适用于腰肌劳损肝肾亏虚证。

2. 当归牛尾汤

【原料】当归 30g，杜仲 12g，首乌 15g，牛尾 1 条。

【制法】将牛尾去毛洗净，切成小段，和上述药物加水适量，煲熟透，调味，饮汤吃牛尾。

【功效】补气血，益肝肾，强筋骨。当归有补益气血、活血化瘀、散寒止痹痛及润肠通便的作用。现代研究表明，当归对非特异免疫功能有显著的刺激作用，对细胞及体液免疫功能均有一定的促进作用。杜仲有补肝肾、强筋骨、安胎作用。而首乌有养血安神、祛风通络之功。配合牛尾是补充身体所需的钙，亦是取牛尾筋骨坚强、活动自如之意。

3. 牛膝黄精猪肾汤

【原料】牛膝 20g，黄精 15g，川断 10g，杜仲 10g，猪肾 1 对。

【制法】洗干净诸药，清水浸泡 30 分钟后，与猪肾水煎，调味后吃肾喝汤。每日 1 次，连服 30 天。

【功效】补肾阴，强筋骨。牛膝和黄精都有补肾阴功效，续断以四川、湖北产的质量最好，故称之为"川断"。川断有补益肝肾、强筋壮骨、止血安胎、疗伤续折之功效。现代药理研究显示其有抗维生素 E 缺乏症的作用，对伤口有排脓、止血、镇痛、促进机体组织再生作用。杜仲有补肝肾、强筋骨、安胎作用。猪肾有健肾补腰、和肾理气作用。诸药共奏补肾强骨之功。

（二）风寒湿痹证

1. 独活黑豆汤

【原料】独活 12g，黑豆 60g，米酒少许。

【制法】把独活、黑豆洗干净后放入清水中浸泡 30 分钟，放入砂锅中，用中火煮 2 小时，取汁，兑入米酒。1 日内分次温服。

【功效】祛风湿痹，活血止痛。独活为祛风寒湿痹之主药，凡风寒湿邪所致之痹证，无论新久均可应用；因其主入肾经，性善下行，尤以腰膝、腿足下部疼痛寒湿者为宜。现代药物研究显示，独活有抗炎、镇痛及镇静作用；对血小板凝聚有抑制作用；有降压作用，但不持久。配合黑豆加强了祛湿之功效。米酒调服意在利用米酒活血通经，引药入经而止痛，适用于腰肌劳损风寒湿痹阻者。

2. 良姜猪脊骨粥

【原料】高良姜 10g，薏苡仁 30g，杜仲 10g，寄生 20g，猪脊骨 250g，大米 120g。

【制法】薏苡仁较难煮熟，在煮之前需以温水浸泡 2～3 小时，将高良姜、杜仲、寄生及薏苡仁洗干净后加入适量清水放入砂锅内文火煮，待水开后再煮半个小时，去渣，加入猪脊骨及大米煮粥调味温服。

【功效】温经祛痹，强筋壮骨。《本草汇言》："高良姜，祛寒湿、温脾胃之药也。"高良姜药性辛热，归脾胃经。有散寒止痛、温中止呕的功效，为治疗胃寒腹背冷痛之常用药。现代药理研究指出，其水提取物具有镇痛抗炎作用。李时珍在《本草纲目》中记载：薏苡仁能"健脾益胃，补肺清热，祛风胜湿。炊饭食，治冷气。煎饮，利小便热淋"。近年来，大量的科学研究和临床实践证明，薏苡仁还是一种抗癌药物，初步鉴定，它对癌症的治疗抑制率可达 35% 以上。杜仲和寄生具有舒筋活络、补益肝肾的作用。猪脊骨味甘、性微温，入肾经，滋补肾阴、填补精髓，用于肾虚耳鸣、腰膝酸软、阳痿、遗精、烦热、贫血等症。诸药膳配以大米熬粥温服，具有温经祛痹、强筋壮骨之效。

3. 柳枝木瓜粥

【原料】鲜木瓜 1 个（或干木瓜片 20g），鲜柳枝 5g，粳米 50g，砂糖少许。

【制法】将鲜木瓜切成四半（或干木瓜片）与柳枝放入砂锅内，加适量清水煮开 30 分钟，去渣取汁，加入粳米、砂糖，再加水煮成稀粥温热服，每日两次。

【功效】舒筋活络，祛风除湿。木瓜味酸入肝，益筋活血，善舒筋活络，且能祛湿除痹，尤为湿痹筋脉拘挛要药，常用于腰膝关节酸重疼痛。本品亦俱温通药性，为治疗湿邪停滞之脚气水肿常用药。现代药理研究发现，木瓜汁或煎剂对肠道菌和葡萄球菌有明显的抑菌作用。柳枝在《本草纲目》中有如下记载："煎服，治黄疸、白浊；酒煮，熨诸痛肿，去风，止痛消肿。"功效为祛风、利尿、止痛、消肿。现代药理研究表明，柳枝的主要成分是水杨苷，水杨苷与稀盐酸或硫酸共煮可水解为水杨苷元及葡萄糖。水杨苷可作为苦味剂（局部作用于胃），吸收后部分变为水杨酸（可解热止痛），随即很快水解。木瓜与柳枝搭配，既能舒筋活络，又能祛除风湿痹邪。

饮食注意：

1.腰肌劳损患者应注意卧床休息，避除风寒，起居规律，同时要加强必要的腰背肌功能锻炼，避免持续重体力劳作。

2.腰肌劳损患者宜补充足够的蛋白质，可选用一些富含蛋白质的食物如豆类、蛋类、瘦肉等。

3.在日常饮食上勿食寒凉之品。

第二节 腰椎间盘突出症康复药膳

一、定义与概述

腰椎间盘突出症是指由于各种原因引起的腰疼同时伴或不伴有下肢放射性麻木疼痛等症状的骨伤科病症，本病好发于青、中年人。人体的脊柱是由 24 个椎体和一个骶尾椎相叠而成，椎间盘就存在于每两个椎体之间，起连接和缓冲作用。正常的椎间盘是由纤维环、髓核、软骨板组成，正常的椎间盘纤维环由排列规则的胶原纤维层状结构组成，并由内向外逐渐增厚，固定于椎骨的骺环和软骨终板。髓核的胶原纤维呈疏松排列，其上附着着蛋白多糖颗粒，具有水性结构，其与胶原纤维共同起着使椎间盘吸收振荡的功能。髓核主要维持椎间盘组织容积，纤维环主要维持椎间盘的强度。两者共同承受压力维持平衡，构成中轴系统的重要功能结构。腰椎间盘纤维环在后外侧较为薄弱，后纵韧带在脊柱的全长中都无间断，但自第一腰椎平面以下，后纵韧带渐渐变窄，至第 5 腰椎和第 1 骶椎间，宽度只等于原来的一半，腰骶部是承受动、静力最大的部分，故后纵韧带的变窄，造成了自然性结构方面的弱点，髓核易向后方或两侧突出。

二、病因病机

（一）病因

1.内因

先天禀赋不足，后天失调，久病体虚，年老体衰，房事不节，以致肾精亏损，无以濡养经脉而发生腰腿疼痛。

2.外因

（1）因久居湿地，劳动后汗出过多或劳汗当风，冒雨涉水，衣着湿冷等感受寒湿之邪。寒性凝滞收引，湿邪黏滞不化，致使腰腿经脉受阻，气血运行不畅，因而发生腰腿疼痛。

（2）湿热交蒸之季，感受湿热之邪，阻遏经脉，引起腰腿疼痛。

（3）跌仆闪挫，腰部用力不当导致腰部损伤，经络气血阻滞不通，瘀血停着而发生腰腿疼痛。

（二）病机

1. 肾精亏损，盘骨失养

诸般腰痛，肾气虚惫为本。这一观念符合腰椎间盘突出症的病因病理，大量资料表明，腰椎间盘突出症是在原有腰椎间盘退变的基础上发生的，素体虚弱加之劳累过度或房事过甚，或年老体弱，以致肾精亏损，无以濡养筋骨致椎间盘退化，而发为此病。

2. 跌仆闪挫，气血瘀滞

跌仆外伤，或腰部用力不当或强力负重，损伤筋骨，经脉气血瘀滞留于腰部而发为腰痛。

3. 寒湿内侵，阻遏经络

久居湿寒之地，或坐卧寒湿之所，或涉水冒雨，身劳汗出，衣着湿冷，卫阳先损，寒湿之邪入侵。寒性凝滞收引，湿性黏腻重着，阻遏经脉，气血运行不畅而发为腰痛。若寒湿日久化热，亦可阻遏经脉，壅滞气血而致腰痛。寒为阴邪最易损伤阳气，阳气受损，失其正常的温煦气化作用，则又出现阳气衰退的寒证。这是一种恶性循环。肾阳为一身阳气之本，久病及肾，肾阳受损，而发为寒湿腰痛。

三、病理特征

1. 发病年龄多见于 20 ～ 40 岁青壮年，约占患者人数的 80%，男性明显多于女性。95% 的腰椎间盘突出发生在第 4/5 腰椎和第 5 腰椎 / 骶 1 椎间隙。

2. 部分病人有明显的诱因，腰椎间盘突出症发病的原因是内因与外因共同作用的结果。常见的外因有突然的负重；腰部外伤、腹压增高、外受寒湿；妊娠生产。

3. 腰腿痛：多数患者有一侧下肢放射性疼痛，站立、行走、咳嗽、打喷嚏及用力大小便时，腰痛加剧。经保守治疗，症状可缓解甚至完全消失。日后腰部再次扭伤、着凉或劳累时，症状仍可再度复发。如此屡次复发，使症状呈进行性加重，发作期逐渐延长，发作间隔逐渐缩短，甚至可无明显缓解期。

4. 腰椎姿势异常：腰痛引起的反射性肌肉痉挛，可导致腰椎生理前凸变小、完全消失，甚至变为后凸。此后患者为了减轻突出物对神经根的压迫，90% 以上可出现不同程度的脊柱侧凸，多数凸向患侧，少数凸向健侧。

四、诊断及辨证分型

（一）诊断

1. 有腰部外伤、慢性劳损或受寒湿史。大部分患者在发病前有慢性腰痛史。

2. 常发生于青壮年。

3. 腰痛向臀部及下肢放射，腹压增加（如咳嗽、喷嚏）时疼痛加重。

4. 脊柱侧弯，腰椎生理弧度消失，病变部位椎旁有压痛，并向下肢放射，腰部活动受限。

5. 下肢受累神经支配区有感觉过敏或迟钝，病程长者可出现肌肉萎缩。直腿抬高或加强试验阳性，膝、跟腱反射减弱或消失，拇趾背伸力减弱。

6. X线摄片检查：脊柱侧弯，腰生理前凸消失，相邻边缘有骨赘增生。CT、MRI检查可显示椎间盘突出的部位及程度。

（二）辨证分型

1. 肝肾不足型

腰痠痛，腿膝乏力，劳累更甚，卧则减轻，疲倦怠，心烦失眠，妇女带下清稀或色黄味臭，舌淡或红，脉沉或弦细。治以补肝肾，强筋骨。

2. 风寒湿痹型

腰腿冷痛，渐渐加重，转侧不安，静卧不减，畏风恶寒，肢体发凉，阴雨天疼痛加重。舌质淡、苔白或腻，脉沉紧或濡缓。治以温阳散寒，除湿舒筋。

五、辨证施膳

药膳原则：腰椎间盘突出症属于中医学的腰痛、腰痹等范畴。《素问·脉要精微论》指出："腰者，肾之府，转摇不能，肾将惫矣。"说明腰痛的病变在肾，病理以虚为主。《金匮要略·五脏风寒积聚病脉证并治》载有"肾着"之病，其特点为"其人身体重，腰中冷，如坐水中，腰以下冷痛，腹重如带五千钱"，属于寒湿内侵所致腰痛。故腰椎间盘突出症预防和康复药膳的基本原则是补肝肾、强筋骨、温阳散寒、除痹舒筋。

常用药膳：

（一）肝肾不足型

1. 杜仲牛膝排骨汤

【原料】杜仲10g，牛膝15g，桑寄生15g，猪排骨300g，葱末、姜片、精盐、鸡精、料酒适量。

【制法】把杜仲、牛膝、桑寄生洗干净，加入适量的水，煎30分钟，取汁。排骨斩块，放入锅中，加入姜片及适量的水，用大火烧沸后，撇去浮沫，调入药汁、料酒、精盐，用小火煮至排骨酥烂，加入鸡精。葱末调匀，品汤食肉。

【功效】强筋壮骨，补益肝肾。杜仲有补肝肾、强筋骨、安胎作用。牛膝归肝、肾经，有活血通经、补肝肾、强筋骨、利水通淋、引火下行之功效。桑寄生可以治疗肝肾不足、血虚失养的关节不利、筋骨痿软、腰膝酸痛等。现代药理研究还发现其具有降血压和抗心律失常作用。猪排骨有壮腰膝、益力气、强筋骨作用。

2. 杜仲威灵仙蒸猪腰

【原料】杜仲20g，威灵仙55g，猪腰1个。

【制法】先把杜仲、威灵仙分别研粉，后混合拌匀，再取猪腰子（猪肾脏）1个，破开，洗去血液，再放入药粉；摊匀后合紧，共放入碗内，加水少许，用锅装置火上久蒸。吃其猪腰子，饮其汤，每日1剂（孕妇忌用）。

【功效】补肾壮骨强腰。杜仲有补肝肾、强筋骨、安胎作用。威灵仙有祛风湿、通经络、消骨鲠三大功效，药理学证实其还有解除食管、支气管、输尿管、胃及胆道等处平滑肌痉挛的作用，并有较强的消炎止痛作用。而猪腰具健肾补腰之效。

3. 栗子大枣炖鹌鹑

【原料】栗子5枚（约60～70g），大枣2枚，鹌鹑1只（约80～100g）。

【制法】将鹌鹑扭颈宰杀去毛（不放血），去内脏（只保留心、肝脏），洗净，栗子洗净打碎，大枣去核，将汤料放入炖盅内，注入清水250mL，用武火煮沸15分钟后，改用文火炖90分钟至鹌鹑熟烂即可，食时加盐调味，饮汤吃肉。

【功效】补气血，益肝肾。栗子补脾健胃、补肾强筋；大枣健脾益气生津；鹌鹑补中益气，有"天上人参"美誉。本方可用于腰椎间盘突出症者或手术后身体虚弱、虚劳羸瘦、气短倦怠、纳差便溏之患者，补益之效甚佳。

4. 枸杞杜仲炖鹌鹑

【原料】枸杞10g，杜仲20g，鹌鹑1只（约80～100g）。

【制法】将鹌鹑宰杀后去毛（不放血），放入75℃热水中烫湿去毛，斩去爪尖，剖开去内脏（只保留心、肝脏），洗净，将药材及鹌鹑放入炖盅内，注入清水250mL，武火煮15分钟后，改用文火炖90分钟至鹌鹑熟烂，食时放盐调味，饮汤吃肉。

【功效】补肝肾，强筋骨。枸杞子滋阴补血、益精明目；杜仲补肝肾、强筋骨，现代药理研究，两者均有降血压作用；鹌鹑补中益气、清热利湿。三者共用，有养阴益气、肝肾同补、强壮筋骨、清热除痹的功效。常用于肝肾不足，气血虚弱之腰椎间盘突出症之腰腿酸痛、气短乏力、头晕目眩、老年体弱、病后体虚的患者。

（二）风寒湿痹型

1. 千斤拔狗脊煲猪尾

【原料】千斤拔30g，狗脊30g，猪尾1条，生姜2片。若风湿腰痛较剧可加半枫荷25g。

【制法】将千斤拔、狗脊用清水洗净，再泡浸30分钟，猪尾整条放入瓦煲内，加入清水1500mL（约6碗水量）先用武火煲沸后，改为文火煲至2个小时，调入适量食盐，煮熟，品汤食肉。

【功效】千斤拔狗脊煲猪尾有驱风湿、健腰骨的功效。千斤拔性平，味甘、涩，具舒筋活络、强腰壮骨的功效，其为补益药，与黄芪作用相仿。狗脊，味苦，功能补肝肾、强筋骨，祛风湿，《本草纲目》认为它能"强肝肾，健骨，治风虚"；猪尾性平味甘，有健腰脊功能，半枫荷则有走下焦而理风湿的功能。

2. 茴香煨猪腰

【原料】茴香 15g，猪腰 1 个。

【制法】将猪腰对边切开，剔去筋膜，然后与茴香共置锅内加水煨熟。趁热吃猪腰，用黄酒送服。

【功效】温肾祛寒。茴香即小茴香，小茴香的主要成分是蛋白质、脂肪、膳食纤维、茴香脑、小茴香酮、茴香醛等。其香气主要来自茴香脑、茴香醛等香味物质。其性温，味辛，归肝、肾、脾、胃经。功能温肝肾、暖胃气、散寒结、散寒止痛、理气和胃。而猪腰具健肾补腰之效，主治腰椎间盘突出症之腰背冷痛。

3. 龙凤汤

【原料】穿山龙 75g，川草乌 20g，威灵仙 15g，小公鸡 1 只，黄酒少许。

【制法】将穿山龙、川草乌、威灵仙加水 500mL，煮成 250mL。渣再加水 250mL，煮成 125mL，将先后煮好的药水放入煲内，再加小公鸡 1 只去肠杂，同煮熟，临食时加酒适量（五加皮酒或当归酒更好）。连肉及汤，分 2 次服完。

【功效】祛寒止腰痛。穿山龙亦称穿龙骨、野山药、山常山等，具有祛风湿、活血通络、化痰的功效。川草乌有祛风除湿、温经止痛之功，用于风寒湿痹，关节疼痛，心腹冷痛，寒疝作痛，麻醉止痛。公鸡有温中益气、补精填髓、益五脏，补虚损的功效，并且公鸡属阳，偏温补；而母鸡属阴，偏于补益脾胃。黄酒在其中起疏通经络之用。

饮食注意：药膳食疗对腰椎间盘突出症的预防和康复有着重要的意义。特别是老年人和长期从事体力劳作的中年人，应注意进补一些含有增强骨骼强度、肌肉力量，提高恢复功能营养成分的食物。注意保持营养平衡，特别是要摄取含有钙、磷、蛋白质、维生素 B 族、维生素 C、维生素 E 较多的食品。

1. 蛋白质含量多的食物有猪肉、鸡肉、牛肉、动物的肝脏、鱼类、贝类、干酪、鸡蛋、大豆、豆制品等。

2. 钙含量多的食物有小鱼、牛奶、干酪、酸奶、芝麻、萝卜条、叶类蔬菜、海藻类等。

3. 维生素 B 族含量多的食物有猪肉、鸡蛋、动物肝脏、青鱼、沙丁鱼、鲑鱼、大豆、花生米、芝麻、绿色叶类蔬菜、玉米、麦麸皮等。

4. 富含维生素 C 的食物有红薯、马铃薯、卷心菜、菜花、油菜、青椒、香菜、西芹、草莓、柿子、柠檬、橘子等。

5. 维生素 E 含量高的食物有鳝鱼、植物油、杏仁、花生米、芝麻、大豆、青鱼、鱼子、带鱼等。

腰椎间盘突出症药膳的常选中药主要有：①通络活血、止痛类：当归、丹参、三七、川芎、益母草等。②健骨强筋、补腰肾类：川断、杜仲、狗脊、五加皮、威灵仙、白花蛇等。③行气散结、活络舒筋类：牛膝、枳壳等。④对于血瘀者，还可用乳香、没药、桃仁、红花等；对于肾阳虚者，还可用寄生、熟地、肉苁蓉、冬虫夏草等；对于肾阴虚者，还可用枸杞、女贞子、黄精、山药等。

第三节　腰椎管狭窄康复药膳

一、定义与概述

腰椎管、神经根管或椎间孔狭窄所致马尾和神经根的压迫综合征，可因骨性椎管或硬脊膜囊狭窄引起，但不包括单纯椎间盘突出、感染或新生物所致的椎管内占位病变所引起的狭窄。椎间盘突出，如果与其他类型的狭窄同时存在，则也被视为病变的组成部分。根据病因的不同，可将腰椎管狭窄分为发育性及继发性两种。发育性椎管狭窄，椎管前后径狭窄比横径明显，椎弓根缩短，狭窄累及节段较多。继发性椎管狭窄常由脊椎退行性改变、手术、外伤、脊柱滑脱引起，其他一些病变如畸形性骨炎、氟中毒、脊柱畸形、后纵韧带肥厚、骨化及黄韧带骨化亦可引起椎管狭窄。

二、病因病机

（一）病因

1. 发育性椎管狭窄

先天性短椎弓根及椎弓根内聚以致椎管矢状径及横径变小，但幼时没有症状，发育过程中椎管和其内容逐渐不相适应，才出现狭窄症状。

2. 退变性椎管狭窄

退变性椎管狭窄是腰椎管狭窄最常见的原因。中年以后，脊柱逐渐发生退变，退变一般先发生于椎间盘，髓核组织的含水量减少，椎间盘变窄，其原有的弹性生物力学功能减退，不能将其承受的压力均匀地向四周传播。狭窄和生物力学改变引起关节紊乱，从而继发椎管骨及纤维性结构的肥大、增生性退变，引起椎管狭窄。

（二）病机

1. 先天肾气不足：先天性腰椎管狭窄症与先天肾气不足、禀赋缺陷有直接关系，主要是骨性椎管发育较小，加之后天劳损，或复感风寒湿邪，痹阻督阳与腰腿，气滞血凝而发病。

2. 肝肾亏损：由于久劳积损或年老体衰，肝肾亏损，肝血肾精衰少，特别是肾气虚不能生髓充骨，骨髓化生之源不足，加之筋脉失濡，势必骨痿筋弱而发生退行性病变，以致腰椎失衡不稳、骨质增生、韧带肥厚等而发为椎管狭窄症。

3. 经络痹阻：风寒湿邪内侵痹阻筋骨脉络，气滞血凝，督阳不通，腰腿痹阻而发病。

三、病理特征

患者表现出来的症状一般有：

1. 多有较长时间的腰痛，逐渐发展到骶尾部、臀部及下肢痛，在行走、站立或劳累时可加重，而休息时，特别是在前倾坐位或蹲位时可明显减轻或消失。而病人骑自行车时可无任何症状。

2. 当病程发展到一定阶段时，可出现典型的间歇性跛行，即在短距离行走时就会出现腰部及下肢的疼痛麻木、无力或抽筋等。

3. 患者可有尿频、尿急、尿淋沥及便秘、便意频繁等括约肌功能障碍的症状。亦可有性功能障碍的表现等。

四、诊断及辨证分型

（一）诊断

根据以下三大症状结合影像学检查即可确诊。

1. 长期反复的腰痛、酸困，有时可放射至下肢，一般先有腰痛，逐渐出现腿痛，可不受咳嗽、打喷嚏等腹压影响，少部分患者可有下肢麻木发冷、无力、肌肉萎缩，大小便障碍。

2. 间歇性跛行是椎管狭窄的特发性临床症状，主要表现为患者步行数百米后，出现一侧或双侧腰困，腿痛麻木、无力、抽筋，并逐渐加重以至跛行不能行走，下蹲或坐卧休息数分钟后症状缓解、消失，又可继续行走。

3. 体格检查：腰部过伸可引起下肢麻木，少数无任何阳性体征，直腿抬高试验多为正常，但合并腰椎突出，阳性率可达 80% 以上，跟腱反射可减弱或消失，肌力减弱，感觉减退，主诉多体征少也是椎管狭窄的又一特点。

4. X 线表现：椎弓根粗大，椎板间隙变窄，后关节增生肥大，骨纹理紊乱，椎体后缘增生，少数出现椎体滑脱，测矢状径在 12mm 以下，CT 表现椎管矢状径小于 10mm，即可诊断椎管狭窄，椎骨周围骨刺，后纵韧带骨化，黄韧带肥厚或骨化，关节突肥大，硬膜囊挤压变形，MRI 检查比 CT 准确率更高，但费用较高，必要时可以检查。

（二）辨证分型

1. 肾气亏虚型

腰部痠痛，腿膝无力，遇劳更甚，卧则减轻，形羸气短，肌肉瘦削。舌质淡，苔薄，脉沉细。治以补肝肾，强筋骨。

2. 风寒湿痹型

腰腿痠胀重着，时轻时重，拘急不舒，遇冷加重，得热痛缓。舌质淡，苔白腻，脉沉紧。治以祛风湿，强筋骨。

五、辨证施膳

药膳原则：腰椎管狭窄，中医认为是由肾气亏虚、真阴不足、劳损久伤，或外邪侵袭，以致风寒湿邪郁积不散所致。由肾气亏虚者，宜补益肾精，又复感风寒湿三邪者，宜祛邪通络。

常用药膳：

（一）肾气亏虚型

1. 蜜饯山药

【原料】山药 125g，黄酒 750mL，蜂蜜适量。

【制法】将山药去皮，洗净。黄酒 250mL 于锅内，用小火煮沸后，放入山药，并一边煮一边加入黄酒，直到黄酒添尽，山药熟后取出，再加蜂蜜，拌匀即可。每日早、晚各服 1 次，每次 30g。

【功效】补肝肾，强筋骨。山药归经入肺、脾、肾、胃。功效是健脾、厚肠胃、补肺、益肾。药汤具有健脾补肾之功，适用于腰椎椎管狭窄症之腰腿顽痛、无力者。

2. 牛膝蹄筋汤

【原料】猪脚半只，猪蹄筋、猪肉各 50g，怀牛膝、当归片各 5g，生地、五加皮各 12g，黄酒适量。

【制法】将怀牛膝、当归片、生地、五加皮洗干净，猪脚、猪蹄筋、猪肉切片放进砂煲，加适量水，水煮开后加黄酒及调料炖汤，喝汤吃肉。

【功效】具有养血强健筋骨之功，适用于腰椎椎管狭窄症之腰腿乏力者。牛膝能治腰膝酸痛、下肢痿软、血滞经闭、痛经等，现代药理研究发现牛膝所含蜕皮甾酮具有较强的蛋白质合成促进作用。当归、生地、五加皮具有补气血、祛湿痹、通经络之效。

3. 寄生蛋

【原料】桑寄生 20g，鸡蛋 2 枚。

【制法】桑寄生洗净切片，加水同煮，熟后去壳取蛋，再煮片刻，饮汤吃蛋。

【功效】具有补益肝肾之功，适用于足膝酸痛麻木者，对妇女怀孕期患腰椎椎管狭窄症者有良好的疗效。

4. 杜仲羊肾片

【原料】杜仲 10g，五味子 6g，羊肾 500g。

【制法】先将杜仲和五味子放入锅内，煎煮 40 分钟，去渣，再加热浓缩成稠药汁。羊肾洗净，去筋膜、臊腺，切成小块腰花，放入碗内，加药汁、生粉拌匀。烧热锅，放入植物油，将腰花下锅，爆炒到嫩熟，烹酱油、黄酒，放葱、姜，再炒片刻即可食用。

【功效】具有补益肝肾强腰之功，适用于腰椎椎管狭窄症之病程较长、体弱者。杜仲补肝肾、强筋骨，现代药理研究证明其有降血压作用。五味子，有敛肺、滋肾、生津、收汗、涩精功效。现代研究还发现其有保肝作用，能改善心肌的营养和功能，起延缓衰老作用。《名医别录》载羊肾能"补肾气，益精髓"，适于肾虚劳损，腰脊疼痛，足膝痿弱。

（二）风寒湿痹型

1. 五加皮酒

【原料】刺五加 150g，白酒 500g。

【制法】刺五加皮 150g，浸泡在白酒 500mL 内，半月后饮用。每日不超过 30mL。酒量差者适度减量，酒精过敏者禁服。

【功效】刺五加味辛、微苦、性微温。归脾、肾、心经。主治：风寒湿痹，筋骨挛急，腰痛，阳痿，脚弱脚气，疮疽肿毒，跌打损伤。益气健脾，补肾安神。对于脾肾阳虚，体虚乏力，食欲不振，腰膝酸痛，失眠多梦尤为有效。现在研究证明，刺五加的作用特点与人参基本相同，具有调节机体紊乱，使之趋于正常的功能。有良好的抗疲劳作用，较人参显著，并能明显提高人体耐缺氧能力。久服能"轻身耐劳"。白酒温经通络，两者合用具有祛风湿、强健筋骨之功，适用于中老年腰椎椎管狭窄症之腰足软弱无力者。

2. 威灵仙排骨汤

【原料】威灵仙 30g，排骨 500g，葱段、姜片、精盐、料酒各适量。

【制法】把威灵仙洗净，晒干，切成片，放入纱布袋中，与洗干净的排骨一同放入锅中，加葱段、姜片、精盐、料酒及适量的水，煮 1 小时，取出药袋即可，品汤食肉。

【功效】威灵仙《开宝本草》中记：主诸风，宣通五脏，去腹内冷气，心膈痰水久积，症瘕痃癖气块，膀胱蓄脓恶水，腰膝冷痛及疗折伤。久服之，无温疫疟。有祛风湿、通络止痛、消骨鲠之效。配排骨能壮骨强筋。

3. 桂皮木瓜煨猪蹄

【原料】桂皮 10g，木瓜 15g，猪蹄 2 只，葱段、姜丝、精盐、鸡精各适量。

【制法】木瓜去瓤洗净。猪蹄切块，与桂皮一同放入锅里，加适量的水，用大火烧沸，转用文火炖至猪蹄烂熟，调味即可食用。

【功效】温阳散寒，除湿舒筋。桂皮又名山桂、月桂，能补火助阳、引火归源、散寒止痛、活血通经。木瓜富含 17 种以上氨基酸及钙、铁等，还含有木瓜蛋白酶、番木瓜碱等。半个中等大小的木瓜可满足成人每天所需的维生素 C。木瓜在中国素有"万寿果"之称，顾名思义，多吃可延年益寿。木瓜性温、味酸，入肝、脾经；具有消食、驱虫、清热、祛风的功效。(选购木瓜诀窍：木瓜有公母之分。公瓜椭圆形，身重，核少肉结实，味甜香。母瓜身稍长，核多肉松，味稍差。生木瓜或半生的比较适合煲汤；作为生果食用的应选购比较熟的瓜。木瓜成熟时，瓜皮呈黄色，味特别清甜。皮呈黑点的，已开始变质，甜度、香味及营养都已被破坏了。)中医认为猪蹄性平，味甘咸，是一种类似熊掌的美味菜肴及治病"良药"。据食品营养专家分析，每100g猪蹄中含蛋白质15.8g，脂肪26.3g，碳水化合物1.7g。猪蹄中还含有维生素A、B、C及钙、磷、铁等营养物质，尤其是猪蹄中的蛋白质水解后，所产生的胱氨酸、精氨酸等11种氨基酸之含量均与熊掌不相上下。张仲景有一个"猪肤汤"，就指出猪蹄上的皮有"和血脉，润肌肤"的作用。

饮食注意：

1. 腰椎管狭窄者的饮食要注意适当补充蛋白质，多吃新鲜的蔬菜水果，多喝新鲜的果汁，并注意补充钙、镁、维生素D以及维生素B族等。下面这些食物，腰椎管狭窄的患者适宜食用：①钙含量多的食物：小鱼、牛奶、干酪、酸奶、芝麻、萝卜条、叶类蔬菜、海藻类等。②维生素B族含量多的食物：猪肉、鸡蛋、动物肝脏、青鱼、沙丁鱼、鲑鱼、年夜豆、花生米、芝麻、绿色叶类蔬菜、玉米、麸皮等。③镁含量多的食物：小米、荞麦面、黄豆、蚕豆、豌豆、冬菇、紫菜、桃子、桂圆、核桃、蛤、蚵、松花鱼等。④维生素D含量多的食物：鱼肝油、鱼子、蛋黄、坚果、牛奶等。

2. 饮食多样化，少喝可乐类饮料、茶和咖啡。饮食宜清淡、易消化。

3. 应尽量避免食用寒凉之物，如兔肉、麋肉、黑鱼、鳗鱼、田鸡、螃蟹、龟、蛤子等。

第十三章　骨性关节炎康复药膳

一、定义与概述

骨性关节炎，又称软骨骨化性关节病、退行性骨关节病、增生性关节炎等，是以关节软骨面的局限性退行性变，软骨下骨增生、硬化，关节周围骨赘形成以及关节畸形为病理特征的慢性进行性关节疾患，是骨科临床上最常见的关节疾病。据统计，50岁以上人群中，骨性关节炎的发病率为50%，55岁以上的人群中，发病率为80%。

骨性关节炎可侵犯全身各个关节，好发于膝、髋、手（远端指间关节、第一腕掌关节）、足（第一跖趾关节、足跟）、脊柱（颈椎及腰椎）等负重或活动较多的关节。临床上，疼痛是最主要的症状，可表现为受累关节酸痛不适，久站久坐后症状加重，活动时引起剧痛。此外，还可出现关节肿大甚至畸形、晨僵、关节摩擦音（感）、关节活动受限等。发生在膝关节时，后期因关节韧带损伤和关节内游离体形成等，可出现膝关节不稳定以及关节交锁等症状。

二、病因病机

（一）病因

本病按病因分为原发性骨性关节炎和继发性骨性关节炎。

1.继发性骨性关节炎

继发于关节外伤、先天性或遗传性疾病、内分泌及代谢病、炎性关节病、地方性关节病、其他骨关节病等。

（1）机械性或解剖学异常：髋关节发育异常、股骨头骨骺滑脱、股骨颈异常、多发性骨骺发育不良、陈旧性骨折、半月板切除术后、关节置换术后、急慢性损伤。

（2）炎症性关节疾患：化脓性关节炎、骨髓炎、结核性关节炎、类风湿关节炎、血清阴性脊柱关节病、贝赫切特综合征、Paget病。

（3）代谢异常：痛风、Gaucher病、糖尿病、进行性肝豆状核变性、软骨钙质沉着症、羟磷灰石结晶。

（4）内分泌异常：肢端肥大症、性激素异常、甲状旁腺功能亢进、甲状腺功能减退伴黏液性水肿、肾上腺皮质功能亢进。

（5）神经性缺陷：周围神经炎、脊髓空洞症、Charcot 关节病。

2. 原发性骨性关节炎

病因尚不清楚，可能与高龄、女性、肥胖、职业性过度使用等因素有关，多见于中老年人。

（二）病机

1. 正虚是发病的内在因素

（1）肝肾亏虚：《内经》有云："肝主筋、肾主骨。"又云："膝者筋之府，屈伸不能，行则偻附，筋将惫矣。"因此，人到中年以后，肾阴虚较为明显。肾虚不能主骨充髓，而腰为肾之府，故肾虚则腰痛。肝肾同居下焦，乙癸同源，肾气虚则肝气亦虚，肝虚则无以养筋以束骨利机关。肝主筋，膝者筋之府，肝气虚则膝痛，且以夜间为著。又肾为寒水之经，寒湿之邪与之同气相感，深袭入骨，痹阻经络使气血不行，关节闭塞，筋骨失养，渐至筋挛，关节变形，不得屈伸；甚至出现筋缩肉卷，肘膝不得伸，尻以代踵，脊以代头的症状。肝肾精亏，肾督阳虚，不能充养温煦筋骨，使筋挛骨弱而留邪不去，痰浊瘀血逐渐形成，必然造成痹证迁延不愈，最后关节变形，活动受限。

（2）营卫失调，气血亏虚：人体气血不足，筋脉骨骼失于濡养，容易导致痹证的发生。因营卫亏虚，腠理不密，风寒湿热之邪乘虚而入，致使气血凝涩，筋脉痹闭而成。痹证日久，内舍脏腑，往往伤及真阴，阴伤亦可致血脉涩滞不利，筋脉日益痹闭，邪气日益痼结。

另一方面素体阴血不足，经络蓄热，则是风湿热邪入侵发病及病邪从化的内在原因。

（3）脾虚：脾居中焦，主运化、升清和统血，主四肢肌肉。脾为后天之本，为气血生化之源，故"五脏六腑皆禀气于胃"。脾虚运化作用减弱后，不仅会影响肾精肝血之补充，使筋骨血脉失于调养，还会造成水湿不化，湿浊内聚，痰饮内生，流于四肢关节，引起关节疼痛、重着，晨僵，关节肿胀等病症。而脾虚亦导致肌肉痿软无力，直接影响肢体关节活动，导致骨性关节炎的发生。

2. 外邪侵袭是发病的诱因

（1）风寒湿邪侵袭：《素问·痹论》云："风、寒、湿三气杂至，合而为痹。"湿性重浊而黏腻，所谓"湿胜则肿"，其发为痹，沉着麻木，痹而不仁。蕴而化热，则发为湿热，其病处红肿热痛。更与风寒结党，游走周身，涩滞经脉，疼痛难忍。《素问·痹论》说："所谓痹者，各以其时，重感于风寒湿之气也。"时，指五脏气旺的季节。肾气旺于冬季，寒为冬季主气，冬季感受三邪，肾先应之，故寒气伤肾入骨，使骨重不举，酸削疼痛，久而关节变形，活动受限，形成骨痹。

（2）瘀血痰浊痹阻经络：痰瘀均为有形之阴邪。瘀血是血液运行障碍，血行不畅而产生的病理产物。《类证治裁·痹证》说："痹久必有瘀血。"清·王清任《医林改错》中也有"瘀血致痹"说。故瘀血既是骨性关节炎的病理产物，也是其病因。

痰浊由水液输布障碍，水湿停滞，聚湿而成，其既是骨性关节炎的病理产物，又是骨性关节炎的致病因素。在骨性关节炎中痰浊的形成亦有多种因素，脾喜燥而恶湿，脾为湿困，则气血生化无源，肾精肝血无以补充，致使肝肾亏虚严重。痰湿阻滞经脉，气血运行受抑，会加重瘀血。所以痰浊又是骨性关节炎的致病因素。

（3）劳损及外伤致病：《素问·宣明五气论》：久视伤血、久卧伤气、久坐伤肉、久立伤骨、久行伤筋，是谓五劳所伤。说明长期劳损及外伤可形成本病。《素问·阴阳应象大论》说："气伤痛，形伤肿。"说明损伤气血可导致作肿作痛。由于膝关节的扭、闪、挫伤致膝关节内外组织损伤，脉络受损，血溢于外，阻塞经络，致气滞血瘀，经络受阻，膝关节及周围组织失养，致使伤部发生疼痛。故往往因病致虚，多由闪挫跌仆，气滞血瘀，久则肝肾亏损，脉络失和，渐成痹证。

总之，气血营卫内虚是致病的内在条件，风寒湿邪外袭是致痹的外在因素，经络气血阻滞则是痹证的主要病机。多属本虚标实、虚实夹杂之证，虚乃气血脏腑亏虚，实则风、湿、痰、瘀为患。

三、病理特征

1.疼痛持续时间短一般为 12～72 小时，最长也不过 3 周，而且多以大关节为主，如膝、肘、肩等关节。

2.游走性疼痛即一个关节的疼痛好转后或还未明显好转，另一关节又受到侵袭发生疼痛。

3.关节疼痛时伴有发红肿胀，且关节周围有压痛，拒按。

4.对称性疼痛病变可同时侵及双侧肢体的相同关节，例如双膝、双肘关节可同时发生疼痛。

5.疼痛的同时，皮肤可伴有环形红斑或皮下结节。

6.疼痛可在多个关节同时发生。

7.疼痛消退后不遗留关节强直或畸形，关节功能可恢复。

四、诊断及辨证分型

（一）诊断

1.病史

详细的病史询问在骨性关节炎的诊断中占有重要的地位，包括年龄、受累关节的数目、部位、程度，疼痛性质，有无晨僵及与活动的关系等。

2. 体格检查

包括受累关节局部压痛，有无关节肿胀，大关节有无摩擦感，关节有无畸形、活动受限甚至关节半脱位等。下蹲痛则表明髌骨关节受累，手扶髌骨伸屈膝关节时，可以感到髌骨下有摩擦音。

3. 影像学检查

有助于骨性关节炎诊断治疗的影像学检查包括超声、X线、磁共振成像（MRI）、关节镜检查等，其中关节镜检查是骨性关节炎诊断的金标准，可以直接观察关节软骨的肿胀、磨损情况，明确半月板的破裂部位及退变程度，以及滑膜增生程度等。但关节镜不能显示软骨深层改变及软骨下骨质改变情况，且关节检查属于有创检查为其缺点。X线平片无法反应软骨早期的病变，而随病程进展，在中晚期X片可表现为关节间隙狭窄、软骨下骨囊性变，关节边缘骨赘形成等，晚期可出现关节游离体甚至关节半脱位等。如下蹲痛则加拍髌骨轴位像，可发现髌外倾或半脱位。MRI可显示早期关节软骨退变、软骨下骨硬化、小的囊性变、膝关节交叉韧带松弛变细、半月板变性、撕裂及滑囊病变、关节腔积液等病变情况，对诊断和治疗具有较大的指导作用，但价格昂贵为其缺点。

4. 血清学检测

临床应用较为广泛的C-反应蛋白是监测病情活动的良好指标。随着对骨性关节炎发病机制研究的不断深入，近年来相继发现了一些很有前途的病情活动标记物。

（二）辨证分型

1. 肝肾不足型

起病缓慢，腰脊酸软，关节疼痛，行走不便，上下楼或蹲起时腰膝疼痛加重。治以滋补肝肾，强筋健骨。

2. 气血两虚证

病程日久，面色萎黄，头昏目眩，关节疼痛，肢体麻木。治以益气补血，强筋健骨。

3. 风寒湿痹证

关节疼痛，晨起关节僵硬，腰脊酸胀，肌肉麻木，下肢沉重，活动受限，遇寒病情加重，或关节变形，功能障碍。治以祛寒除湿，强筋健骨。

4. 气血瘀滞证

行走不慎，跌仆闪挫，腰膝疼痛，痛如锥刺，活动受限，局部肿胀，肢体麻木，舌质暗紫或有瘀点。治以行气活血，通络止痛。

五、辨证施膳

药膳原则：从骨性关节炎的症状表现来看，当属于中医学之"痹证""骨痹""膝痛"等范畴。如《内经》曰："病在骨，骨重不可举，骨髓酸痛，寒气至，名曰骨痹。"中医认为，年老体衰，肝肾亏虚，筋骨失养；长期劳损，筋骨受伤，血瘀气滞；风寒湿邪痹阻经络，血行不畅等三种因素为本病发生发展之主要原因。治以补益肝肾、活血通络、祛寒除湿，则痹自愈。在饮食上可运用具有补益肝肾、活血化瘀、强筋壮骨、祛风止痛作用的食物，以达到强身祛病的目的。

常用药膳：

（一）肝肾不足证

1. 鹿茸酒

【原料】鹿茸 15g，优质低度白酒 500mL。

【制法】将锯下的鹿茸立即洗净，置沸水中略烫，晾干，再烫 2 次，以茸内血液排尽为度。然后风干或烘干，锤成粗末，放入白酒瓶中，密封瓶口，每日摇动 1 次，浸泡 1 周后开始饮用。每日 2 次，每次 1 小盅（约 15mL）。

【功效】鹿茸为血肉有情之品，善于补肾阳、益精血、强筋骨。鹿茸内含鹿茸精和胶质、蛋白质、磷酸钙、碳酸钙等成分，可促进骨生长发育，改善骨关节功能，减轻疲劳。经临床观察，饮用鹿茸酒 2 个月以上，骨性关节炎可收到明显疗效。

2. 骨碎补鹿角霜粉

【原料】骨碎补 200g，鹿角霜 100g。

【制法】二药共研细末，装瓶备用。每日 2 次，每次 6g。黄酒送服。

【功效】方中骨碎补擅长补肾续伤，活血止痛，又有鹿角霜补肾强筋健骨。一般服用 3 周左右，能明显缓解关节疼痛。

（二）气血两虚证

1. 参归鳝鱼羹

【原料】党参 15g，当归 15g，鳝鱼 500g。

【制法】将党参、当归晒干或烘干，切成片，备用。鳝鱼宰杀后，去除内脏，洗净，沸水中汆一下，去骨切丝，与党参、当归同入锅中，加水适量，煨煮至鳝丝熟烂。除去参归片，入葱末、姜丝、料酒、精盐、胡椒粉、味精，改用文火煨炖至稠羹即成。佐餐当菜，随意服食。

【功效】方中党参补气，当归补血，鳝鱼肉补虚损、祛风湿、强筋骨。此方具有良好的辅助治疗作用。

2. 木瓜猪蹄

【原料】木瓜 15g，猪蹄 2 只。

【制法】秋季木瓜成熟时采摘，纵破后晒干，切片，入锅，加水适量浓煎后去渣留汁，与洗净剖开的猪蹄同入锅中，加清水适量，以大火烧开后，加葱段、姜片、精盐、料酒，改用小火煨炖至猪蹄皮烂、筋酥，入五香粉、味精、芝麻油少许即成。佐餐当菜，随量吃肉饮汤。

【功效】木瓜性温，擅长祛湿舒筋壮骨，对湿痹拘挛、筋骨痿软疗效颇佳。猪蹄擅长补血通络，强身健腰。木瓜与猪蹄同用，对血虚湿痹明显的骨性关节炎有较好的治疗作用。

（三）风寒湿痹证

1. 辣椒煨牛蹄筋

【原料】尖头辣椒 1g，牛蹄筋 500g，胡萝卜 150g。

【制法】先将牛蹄筋洗净，切成 3cm 长的段，用料酒浸泡片刻，与姜片、大茴香、花椒同入锅中，加水适量，先以大火烧开，改以小火煨炖 1 ～ 2 小时，待牛蹄筋煨至八成烂时放入尖头辣椒、胡萝卜片、精盐，炖至蹄筋烂熟，调入味精、蒜末，再炖一沸即成。佐餐当菜，随意服食。

【功效】辣椒为药食佳品，善于祛风、散寒、除湿，不论内服或外用，均可治疗关节痛、风湿痛。本食疗方配伍牛蹄筋，意在强筋健骨。

2. 威灵仙狗骨汤

【原料】威灵仙 20g，狗骨 250g。

【制法】将威灵仙洗净、晒干、切片。狗骨洗净、砸碎。两味同入锅中，加水适量，煎煮 1 小时，去渣留浓汁。上下午分服。

【功效】威灵仙微温不燥，善治风寒痹痛，不论内服、外敷，均有显效。狗骨在本方中替代虎骨。实验研究表明，狗骨具有与虎骨相似的消炎镇痛作用，但不及虎骨。所以食疗应用时宜增大用量。

（四）气血瘀滞证

归芍红花酒

【原料】当归尾 200g，川芎 200g，红花 100g，低度白酒 1000mL。

【制法】将当归尾、川芎同入锅中，加少量白酒，用中火炒至微黄，与红花同入酒坛中，倒入白酒，密封坛口，每日振摇 1 次，7 日后开始饮用。每日 2 次，每次 1 小盅（约 15mL）。

【功效】骨性关节炎往往出现气滞血瘀、脉络阻塞不通的病理变化，本药酒方采用活血化瘀、通络止痛的当归、川芎、红花浸泡于具有祛风散寒、通畅血脉、活血散瘀作用的白酒之中，能更好地发挥食疗的作用。

饮食注意：

1. 多吃富含 Omega-3 脂肪酸的食物

关节炎是一种发炎反应，而前列腺素是造成发炎反应的罪魁祸首，部分来自动物油的脂肪酸是前列腺素的先驱物，会加重发炎反应，所以烹饪食物时，应避免使用动物油。Omega-3 脂肪酸可阻止前列腺素产生，进而减轻关节发炎。最佳食物来源是深海冷水鱼（鲑鱼、鲭鱼、凤尾鱼、沙丁鱼）。如果不吃鱼，也可服用鱼油胶囊代替。

2. 补充钙质

成人每天的钙质摄取量应达 800mg，其中，牛奶是最好的钙质来源，成人 1 天应喝 1 ～ 2 杯牛奶（1 杯为 240mL），也可多吃带骨的小鱼、虾类、蛤和牡蛎等。此外，豆类、豆制品和深色蔬菜也含有钙质。

3. 多吃含类黄酮的食物

生物类黄酮可以加强关节内胶质的能力，减缓发炎反应，加速关节伤害的复原。可以多吃柑橘、草莓等水果和具有颜色的新鲜蔬菜。

4. 多吃富含抗氧化剂的食物

身体里有过多的自由基，会侵袭或摧毁关节组织。关节炎本身也可能引发或加速新的自由基形成，使用抗氧化剂，能够对抗自由基，减轻关节炎。可以多吃富含抗氧化剂的食物。如含维生素 A 和维生素 C（橙子、奇异果、葡萄、香瓜、番茄、青椒、芥蓝）、硒（大蒜、洋葱、海产类）、类胡萝卜素（杏、桃、芒果、木瓜、南瓜、菠菜、番薯）、维生素 E（麦芽、葵瓜子、杏仁、核桃、腰果、花生、绿叶蔬菜）等的食物。

第十四章　骨质疏松症预防与康复药膳

一、定义与概述

骨质疏松症是以单位体积内骨组织含量减少，骨密度降低，骨强度减弱，骨脆性增加，导致多部位易发生非暴力骨折的一种代谢性骨病。临床上有原发性和继发性之分，前者以退行性骨质疏松症最为多见，即绝经后骨质疏松症（Ⅰ型）和老年性骨质疏松症（Ⅱ型）；后者多由于内分泌、消化道及结缔组织疾患引起。随着人均寿命的延长及老年人口的不断增加，骨质疏松症已成为一个严重的社会问题，据估计2010年我国骨质疏松症患者约1.2亿，全世界每年约有5000万人因骨质疏松发生骨折，其中有近千万人因此死亡。本病属中医"骨痿""骨痹""虚劳""肾虚腰痛"的范畴。

二、病因病机

（一）病因

1. 先天不足

父母体弱，精血不足，妊娠失于调养致胎儿先天肾精不足，骨髓亏虚不能荣养筋骨，致出生后发育迟缓，成为本病。

2. 烦劳恐惧

长期劳心、劳神、劳体或房劳过度，伤及五脏，累及肾脏，发为骨痿；恐则伤肾，恐惧不解致精气下泄，伤及肾气，发为骨痿。

3. 后天失调

脾主肌肉四肢，为后天之本，暴饮暴食，或长期饥饿，或偏食嗜食伤及脾胃，致气虚血弱，精伤髓减发为骨痿，或久卧久坐，损伤神气发为骨痿。

4. 感受外邪

感受风寒湿邪深入筋骨，痹阻经脉，久恋不解，伤精耗气，致骨骼失养发为骨痿；或感受温热之毒，耗液伤津，累及肾阴，致骨枯髓减发为骨痿。

（二）病机

本病的病机可以概括为以下几个方面：

1. 肾脏亏虚

肾主骨、生髓，髓藏于骨质，滋养骨骼。肾精亏虚，骨髓化源不足，骨髓失充，致骨骼失养。

2. 脾脏失调

后天之本脾失健运，不能运化水谷精微以养骨，而致骨失所养，或年老体虚，脏腑功能减退，日久致精血亏虚，骨骼失于濡养。

3. 精气亏虚

精血亏损等而致骨失所养。

4. 感受外邪

感受寒湿，经脉阻滞，与瘀血相搏，留于经络关节等，导致髓枯筋痿，骨骼失于濡养，骨脆不坚，而出现骨痿。

5. 瘀血痹阻

临床还应强调瘀血在骨质疏松发病过程中的重要性，因为痹必夹瘀，瘀血贯穿疾病的整个过程。瘀血既是疾病发展过程中的病理产物，又是致病因素。痹病日久，脏腑气血亏虚，可致瘀；久病入络，络脉受损，气血不行也可致瘀。因此活血化瘀通络在骨质疏松症的治疗、预防中显得十分重要。

总之，本病的发生是以肾虚为本，兼有脾脏失调、精血亏虚、瘀血痹阻、外感风寒湿之邪。

三、病理特征

1. 骨质疏松症与年龄、性别有很大关系，其发病率随年龄的增长而不断增高。骨骼的密度及强度 35 岁时开始减少，一般以每年 1% 的速度递减，到 80 岁时，人体的骨矿含量比骨量高峰时减少了一半。因此，70 岁以上的人一般患有骨质疏松症。女性的骨质疏松不仅比男性多，且出现得也较早。女性在绝经后便出现骨量丢失增加，每年约以 5% 的速度递减。尤其是停经过早或双侧卵巢切除的妇女，其体内骨丢失的时间将会提前。

2. 酗酒、嗜烟、长期过量饮用咖啡和节食挑食以及营养不良，加上体格瘦小、劳动强度不足、体育锻练少等因素，都会促使骨质疏松症的发病率增高。

3. 疼痛是骨质疏松症的一大特点，周身的骨关节疼痛，骨密度降低使人感觉腰酸、背痛、无力。

四、诊断及辨证分型

（一）诊断

骨密度值低于同性别、同种族健康成人的骨峰值不足 1 个标准差属正常；降低

1～2.5 个标准差之间为骨量低下（骨量减少）；降低程度等于或大于 2.5 个标准差为骨质疏松；骨密度降低程度符合骨质疏松诊断标准同时伴有一处或多处骨折时为严重骨质疏松。

（二）辨证分型

1. 肾阳虚

腰脊、髋膝等处冷痛，屈伸不利，精神萎靡，面色苍白或黧黑，形寒肢冷，喜温喜按，夜尿频多，大便溏泻，肢体痿软，舌淡胖苔白，脉沉迟弱。

2. 肾阴虚

腰背酸痛，时发骨痛，喜揉喜按，腰背部自感灼热，腿膝无力，遇劳更甚，卧则减轻，兼有五心烦热，失眠多梦，形体消瘦，溲黄便干，舌红少苔，脉细数。

3. 脾肾阳虚

腰髋冷痛，腰膝酸软，甚则弯腰驼背，四肢怕冷，畏寒喜暖，面色苍白，或五更泄泻，或下利清谷，或小便不利，面浮肢肿，甚则腹胀如鼓，舌淡胖，苔白滑，脉沉弱。

4. 气血亏虚

腰背酸软而痛，四肢乏力，尤以下肢为甚，关节酸痛，头晕目眩，少气懒言，乏力自汗，面色淡白或萎黄，心悸失眠，舌淡而嫩，脉细弱。

五、辨证施膳

一般来说，骨质疏松可因钙缺乏、膳食钙磷比例不平衡、维生素 D 缺乏、脂肪摄入过多、长期蛋白质摄入不足、微量元素摄入不足、内分泌失调、卵巢功能减退、雌激素分泌下降、运动不足等因素而引起。另外，年龄和性别对骨质疏松也有一定影响，如老年人、女性患者，发生骨质疏松的概率更大。老年性骨质疏松可能与性激素水平低下、蛋白质合成性代谢刺激减弱以及成骨细胞功能减退、骨质形成减少等有关。雌激素有抑制破骨细胞活性、减少骨吸收和促进成骨细胞活性及骨质形成作用，并有拮抗皮质醇和甲状腺激素的作用。绝经期后雌激素减低，骨吸收加速而逐渐发生骨质疏松。

骨质疏松症在出现骨折前多无症状，因此事先确定患者的危险因素并采取相应的预防措施，例如改变饮食和生活习惯非常重要。同时，药物只能使变细的骨小梁增粗，穿孔得以修复，但尚不能使已经断裂的骨小梁再连接，即已经破坏的骨组织微结构不能完全修复，可见本病的预防比治疗更为现实和重要。用于治疗和阻止骨质疏松症发展的药物分为两大类，第一类为抑制骨吸收药，包括钙剂、维生素 D 及活性维生素 D、降钙素、二磷酸盐、雌激素以及异黄酮；第二类为促进骨形成药，包括氟化物、合成类固醇、甲状旁腺激素以及异黄酮。

　　药膳食疗对于骨质疏松的预防和康复有着非常重要的意义。从儿童、青少年时期开始，就要注意合理膳食营养，不偏食，补充必要的营养素，尤其是微量元素。退行性骨质疏松症患者和妇女绝经后，骨丢失量加速进行，更应该多食含钙、磷高的食品，如鱼、虾、虾皮、海带、牛奶、乳制品、骨头汤、鸡蛋、豆类、精杂粮、芝麻、瓜子、绿叶蔬菜等。

　　药膳原则：骨质疏松从其临床表现看，类似于中医的"骨痿""骨痹""骨痛"等。中医认为，肾藏精，精生髓，髓能养骨，故有"肾主骨"之论。肾气盛，肾精足，则髓充骨养可使筋骨强劲有力；肾气虚，肾精亏，则骨失髓养而痿软无力。说明肾之精亏髓减是导致骨痿的主要原因。因此，骨质疏松预防和康复药膳的基本治则是补肾壮骨、健脾强筋。

　　常用药膳：

　　（一）肾阳虚型

　　1. 羊骨汤

　　【原料】新鲜羊骨 500g，羊肾 1 对。

　　【制法】将新鲜羊骨洗净砸碎，与剖开洗净的羊肾同入锅中，加水适量，以大火烧开，撇去浮沫，加料酒、葱段、姜片、精盐，转小火煨炖 1～2 小时。待汤汁浓稠时加味精、五香粉适量，即可出锅。佐餐当汤，随量饮汤吃羊肾。

　　【功效】温补肾阳，强筋健骨，补充钙质。

　　2. 仙茅炖肉

　　【原料】仙茅、金樱子各 15g，肉适量（不宜用牛肉）。

　　【制法】将上药洗净捣碎布包，与肉同炖 1～2 小时。喝汤，每日 1～2 次。

　　【功效】适用于肾阳虚衰型骨质疏松症患者。

　　3. 羊蝎子

　　【原料】羊骨 6000g，花椒 5g，八角 5g，草果 5g，白芷 5g，孜然 5g，香叶 5g，肉豆蔻 5g，桂皮 5g，大葱 10g，姜 10g，茴香籽 5g。

　　【制法】首先将 5000g 羊脊骨按骨节剁成块，再把 1000g 羊腿骨剁折；羊脊骨、腿骨一起放到锅里用热水烫一下，把羊的腥膻味和血污去掉；将用水烫完的羊腿骨摆在锅底，再将羊脊骨摆放在羊腿骨之上，然后添水用猛火炖；在水还未开之前将花椒、大料、草果、白芷、小茴香、孜然、香片、肉蔻、桂皮装进调料盒之后，再和新鲜的姜片、葱段一起放入锅里；锅里的水开后，放入鸡精和少量的盐，用中火炖；大约半个小时后，打开锅盖，用筷子扎一下，如果能够扎入羊肉里，说明羊蝎子已经熟了，此时，将炉火调成小火，慢慢炖制；1 小时后，将炉火调成微火，再炖制大约 1 小时，就可以食用了。

　　【功效】羊骨中含有磷酸钙、碳酸钙、骨胶原等成分，有补肾壮腰之功效，适合于骨质疏松之肾阳虚证患者。

（二）肾阴虚型

1. 芝麻核桃仁粉

【原料】黑芝麻 250g，核桃仁 250g，白砂糖 50g。

【制法】将黑芝麻拣去杂质，晒干，炒熟，与核桃仁同研为细末，加入白糖，拌匀后瓶装备用。每日 2 次，每次 25g，温开水调服。

【功效】黑芝麻滋补肝肾，为延年益寿佳品。近代研究证实，芝麻含有多量的钙、磷、铁等矿物质及维生素 A、D、E，所以有良好的抗骨质疏松作用。核桃仁补肾强腰，从营养学角度分析，核桃仁中所含的钙、磷、镁、铁等矿物质及多种维生素均可增加骨密度，延缓骨质衰老，对抗骨质疏松。

2. 猪肉枸杞汤

【原料】枸杞子 15g，猪肉适量。

【制法】分别洗净，猪肉切片，加水共煮汤食用。

【功效】滋阴补肾，适用于肾阴虚型骨质疏松症患者。

3. 桑葚牛骨汤

【原料】桑葚 25g，牛骨 250～500g。

【制法】将桑葚洗净，加酒、糖少许蒸制。另将牛骨置锅中，水煮，开锅后撇去浮沫，加姜、葱再煮。见牛骨发白时，表明牛骨的钙、磷、骨胶等已溶解到汤中，随即捞出牛骨，加入已蒸制的桑葚，开锅后再去浮沫，调味后即可饮用。

【功效】桑葚补肝益肾；牛骨含有丰富的钙质和胶原蛋白，能促进骨骼生长。此汤能滋阴补血、益肾强筋，尤适用于骨质疏松症、更年期综合征等。

4. 乌豆核桃炖猪腰

【原料】猪腰 1 对，青肉乌豆 100g，核桃 100g，红枣 10 枚，姜汁、酒适量。

【制法】将猪腰洗净后以姜汁酒拌过，然后同青肉乌豆、核桃、红枣（去核）放于瓦盅内，加上水和酒各半，量以刚盖过上述食物为宜。封好盖，隔水炖 1 小时即可食用。食用方法：喝汤食猪腰，随量服食。

【功效】猪腰含有蛋白质、脂肪、碳水化合物、钙、磷、铁和维生素等，有健肾补腰、和肾理气之功效；乌豆又叫黑豆，含有丰富的维生素、卵磷脂、核黄素、黑色素和被称作“生活素”的激素，其中 B 族维生素（B_1、B_2）和维生素 E 含量很高，仅维生素 E 含量相当于肉的 7 倍以上，对人体的营养保健、防老抗衰、美容养颜等有积极作用；核桃含有丰富的营养素，据测定，每 100g 核桃含蛋白质 14.9g，脂肪 58.8g，碳水化合物 9.6g，膳食纤维 9.6g，胡萝卜素 30μg，维生素 E43.21mg，钙 56mg，磷 294mg，铁 2.7mg；红枣不但是美味果品，还是滋补良药，有强筋壮骨、补血行气、滋颐润颜之功效。药食配伍，补肾壮骨，适于骨质疏松症患者康复食用。

（三）脾肾阳虚型

1. 黄芪虾皮汤

【原料】黄芪 20g，虾皮 50g。

【制法】先将黄芪切片，入锅，加水适量，煎煮 40 分钟，去渣，取汁，兑入洗净的虾皮，加水及葱、姜、精盐等调味品，煨炖 20 分钟，即成。佐餐当汤服食。

【功效】补益脾肾，补充钙质，抗骨质疏松。

2. 双蹄汤

【原料】马蹄 250g，羊蹄筋 1 对，怀山药 20g，枸杞子 15g，龙眼肉 10g。

【制法】先将羊蹄筋洗净，去皮毛后斩件。用水煮约 1 小时捞起待用。马蹄洗净切细，用油、盐和姜片起锅，炒约 10 分钟，然后转入煲内。将用料一起放入适量清水中，煮约 4 小时，至羊蹄筋软熟，调味即成。饮汤食羊蹄筋。

【功效】"马蹄"是荸荠的俗称，营养丰富，汁多味甜，自古有"地下雪梨"之美誉，北方人则视之为"江南人参"。据测定，每 100g 鲜品中含水分 68g，碳水化合物 21.8g，蛋白质 1.5g，脂肪 0.1g，粗纤维 0.5g，钙 5mg，磷 68 mg，铁 0.5mg，胡萝卜素 0.01mg，维生素 $B_1$0.04mg，维生素 $B_2$0.02mg，维生素 C3mg，烟酸 4mg 等。蹄筋中含有丰富的胶原蛋白质，并且不含胆固醇，能增强细胞生理代谢，使皮肤更富有弹性和韧性，延缓皮肤衰老，具有强筋壮骨之功效。怀山药具有健脾、补肺、固肾、益精等多种功效。枸杞子补益肝肾，龙眼肉滋补气血。药食合用，有补肾壮骨、健脾强筋之功效。

（四）气血亏虚型

1. 肉末口蘑炒豆腐

【原料】肉末 100g，口蘑 100g，豆腐 250g，葱、姜、料酒、酱油、食用油、盐适量。

【制法】将口蘑用温水洗净，切成小片，留汤备用。将豆腐切成一寸见方的方块，放入热油锅中煎至两面微黄捞出备用。向热油锅中放入葱、姜丝和肉末，煸透后加入口蘑和煎好的豆腐，加入料酒、口蘑汤、食盐、酱油炒匀即成。佐餐食。

【功效】补益气血，补充钙质，适用于老年骨质疏松症。

2. 红枣煲乌鸡

【原料】乌骨鸡 1000g，枣（干）20g，龙眼肉 10g，山药（干）25g，枸杞子 25g，陈皮 2g，姜 5g，盐 2g。

【制法】①乌鸡处理干净，放入滚水内煮 5 分钟，取出洗干净；②红枣、龙眼肉、怀山药、杞子洗干净；红枣去核；③水 9 杯或适量煲滚，将乌鸡、红枣、龙眼肉、怀山药、杞子、陈皮、姜加入煲滚，改文火煲 3 小时，加盐调味。

【功效】中老年人更年期经常会骨质疏松，正在生长发育高峰的青少年和女性容易发生贫血，枣中富含钙和铁，乌鸡是补血的上佳食品，红枣煲乌鸡对防治骨质疏松有重要作用。

饮食注意：

1.宜供应充足的钙质。要常吃含钙量丰富的食物，如排骨、脆骨、虾皮、海带、发菜、木耳、核桃仁等，还可以吃一些含胶原蛋白的食物，如蹄筋、猪蹄等。

2.宜供给足够的蛋白质，可选用牛奶、鸡蛋、鱼、鸡、瘦肉、豆类及豆制品等。

3.宜供给充足的维生素D及C，因其在骨骼代谢上起着重要的调节作用。应多吃新鲜蔬菜，如苋菜、雪里蕻、香菜、芹菜、小白菜，还要多吃水果。

4.忌辛辣、过咸、过甜等刺激性食品。

5.忌烟、酒。

第十五章　骨坏死康复药膳

一、定义与概述

　　骨坏死是一种骨科疾病，中医学统称为"骨蚀""骨痿""骨痹"，指人体骨骼活组织成分坏死，临床上比较常见的骨坏死为股骨头坏死，还可能发生在腕骨、月骨、胫骨结节、跖骨、足舟骨、跟骨等解剖部位。骨坏死是一种可致残性疾病，其危害性已被大家公认。骨坏死疾病，特别是非创伤性骨坏死在临床确诊时大多已进入晚期，其严重的并发症及后遗症，给患者的工作和家庭带来很大的痛苦，故认识和了解骨坏死疾病的养骨方法对于骨坏死疾病的预防及预后有重要意义。

二、病因病机

（一）病因

1. 外伤所致

　　由外力作用于髋关节局部，轻者皮肉受损，严重者出现骨断筋伤，使经络、筋脉受损，气滞血瘀，气血不能蓄养筋骨而出现髀枢痹、骨痿。

2. 六淫侵袭

　　六淫中以风寒湿邪最易侵袭人体。侵袭人体经络后致气血不通，出现气滞血瘀，筋骨失于温煦，筋脉挛缩，屈伸不利，久之出现股骨头坏死。

3. 邪毒外袭

　　外来邪毒侵袭人体，如应用大量激素、辐射病、减压病等，经络受阻，气血运行紊乱，不能正常养筋骨，出现骨痿、骨痹。

4. 先天不足

　　先天之本在于肾，肾主骨生髓。先天不足，肝肾亏损，股骨头骨骺发育不良或髋臼发育不良，髋关节先天脱位，均可导致股骨头坏死。

5. 七情所伤

　　七情为喜、怒、忧、思、悲、恐、惊，七情太过，情志郁结，脏腑功能失调，导致气机升降出入失调，久之肝肾亏损，不利筋骨，使筋弛骨软。

（二）病机

1. 气滞血瘀

由于外界暴力、创伤造成轻者皮肉受损，重者组织结构破坏、骨折，使气血骤然瘀滞，气机不利，阻遏脉络，脉络不通，气滞血瘀，股骨头局部血液供给受阻，从而发生股骨头坏死。暴力所伤日久不愈，累及肝肾，肝肾亏虚，精血不足，骨失所养，久之发生股骨头坏死。

2. 寒邪凝滞，肾阳不足

主要由感受寒湿邪，寒湿之邪内敛，肾阳不足，气血虚弱，气滞血瘀，外邪侵袭所致。阳气受阻，气血鼓动无力，气血运行不畅，脉络痹阻不通，骨失所养，而气滞血瘀，筋脉失养，阳气不足，阴寒内胜，气血凝滞，不温煦四肢，发为股骨头坏死。

3. 肾亏虚损

毒邪内侵，肝肾脾受损，脏腑功能紊乱，导致气机升降功能失调，久之肝肾亏损。肝主筋，肾主骨，筋骨相连，是肝肾之外合。肝血充盈，筋骨得养则关节功能正常。久病肾脏受累，肾阳不足，脾失于温煦，气血生化乏源，骨生长不利。由于阴阳互根互生，肾阳不足，阴精化生无由，致使肝肾阴精亏虚，故气血两虚，肝肾不足，髓海空虚，肾虚则骨枯槁而不用，久之骨质疏松。脾气不足，气血生化无源，肌肉挛缩，屈伸不利，久之则发生股骨头坏死。研究证实，长期大量使用激素可导致体内免疫功能低下，造成肾阳虚，易诱发本病。

4. 肝肾亏虚

先天胎禀不足，肝肾亏损，股骨头骨骺发育不良，易于坏死，或髋臼发育不良，股骨头包容不足，均可导致股骨头坏死。

5. 脾肾阳虚

后天之本在于脾，先天之本在于肾，脾胃运化功能失调，水谷精微不生，无以濡养机体，先天肾精得不到后天水谷精微充养，则肾精不足，肾主骨生髓，肾精不足骨失所养，易发生股骨头坏死。

6. 气血不足

劳伤过度，伤及气血，气血不足，筋脉骨骼失养，四肢百骸及关节功能活动都赖于气血的温煦濡养，股骨头得不到充分血液供应，亦可造成骨质疏松，易发股骨头坏死。

三、病理特征

1. 有明显的外伤或长期酗酒史。

2. 早期症状少、病情轻，早期就诊病人最少。由于对股骨头坏死疾病缺乏应该的认识，在患病以后，极少数意识到是股骨头坏死，而首先想到的是其他疾病。

3.早期易误诊，常常把股骨头坏死误诊为其他疾病，如风湿、类风湿、髋关节扭伤，甚至是腰椎间盘突出症、膝关节疾病等。因此，就按着上述这些疾病去治疗，结果越治越重，直到最后才发现是股骨头坏死，但是已经是晚期了。

4.病情发展缓慢，致残率高，晚期就诊的病人相对少多了。由以上股骨头坏死就诊期早、中、晚情况来看，中期就诊的人数占比例最多。

四、诊断及辨证分型

（一）诊断

1.临床症状、体征和病史：以腹股沟、臀部和大腿部位为主的关节痛，偶尔伴有膝关节疼痛，髋关节内旋活动受限，常有髋部外伤史、皮质类固醇应用史、酗酒史以及潜水员等职业史。

2.MRI 的 T_1 加权像显示带状低信号影（带状类型）或 T_2 加权像显示双线征。

3.X 线片改变：水滴征、低密度征、新月征、断裂征、硬化征、变形征和修复征等表象。

4.CT 检查表现为股骨头内出现大小不等的囊状透光区，囊状透光区边缘模糊，有高密度硬化骨。股骨头软骨面有不规则的断裂变形，股骨头塌陷变形，髋关节间隙变窄或消失。

5.核素骨扫描在股骨头坏死初期血流灌注相显示灌注下降，呈灌注缺损（冷区）；坏死修复期血池相显示热区中有冷区即"面包圈样"改变。

6.DSA 造影表现为上支持带供血动脉细小、中断，失去了正常形态，或股骨头静脉回流延迟造影剂淤积。

7.骨活检显示骨小梁的骨细胞空陷窝多于 50%，且累及邻近多根骨小梁，骨髓坏死。

符合上述两条或两条以上标准即可确诊。

（二）辨证分型

1.肝肾不足型

病程日久，疼痛较轻，活动时加重，休息后减轻，患肢肌肉萎缩，自汗或盗汗，失眠健忘，五心烦热，舌红、少苔、脉细数。治以滋补肝肾，强筋健骨。

2.气血两虚型

患肢钝痛，活动加重，患侧肢体肌肉萎缩，面色㿠白，唇甲淡白无华，气短乏力，舌淡苔白，脉细弱。治以益气养血，强筋健骨。

3.气滞血瘀型

关节胀痛，痛处固定不移，久坐或久卧后疼痛加重，舌质紫暗或有瘀斑，脉沉涩。治以行气活血，破积化瘀。

五、辨证施膳

药膳原则：中医学将股骨头缺血性坏死归属于"骨蚀""骨痿"等范畴。《灵枢·刺节真邪》云："虚邪之中身也，洒淅动形，起毫毛而动腠理，其入深，内搏于骨则为骨蚀"；《医林改错》又云："元气既虚，必不能达于血管，血管无气必停留而瘀。"中医认为本病病因复杂，肝肾亏虚，跌打损伤、瘀血内阻或外邪侵袭痹阻经络，饮食不节均可导致本病。治以补益肝肾、活血化瘀、补气养血为主，兼以祛邪、健脾、壮骨。饮食上可运用补益肝肾、活血化瘀、强筋壮骨等作用的食物，以达到辅助治疗的作用。

常用药膳：

（一）肝肾不足型

1. 杜仲骨碎瘦肉汤

【原料】猪瘦肉 200g，骨碎补 15g，杜仲 15g，云耳 50g，米酒 50g。

【制法】将瘦肉洗净，切块；云耳用清水浸透、洗净；杜仲、骨碎补分别用清水洗净。将上料一起放入砂锅内，加清水适量，武火煮沸后，改用文火煲 2～3 小时，调味供用。每周食用 2～3 次。

【功效】方中杜仲补肝肾、强筋骨；骨碎补补肾强骨、活血化瘀、疗伤止痛；猪瘦肉补虚损、强筋骨。配合云耳补气养血，具有良好的辅助治疗作用。

2. 猪腰煲杜仲

【原料】杜仲 15～30g，猪腰 1 个。

【制法】杜仲先置锅里，微火小炒，并洒上盐水炒至微黄，然后与洗干净的猪腰一起放进砂锅内，加入清水 1000mL，先武火煲沸后，改用文火煲 1.5 小时，调入适量食盐便可。每周食用 2～3 次。

【功效】方中杜仲补肝肾、强筋骨；猪腰健肾益精、理气补虚。

3. 肉鳝羹

【原料】黄鳝 250g，猪肉 100g，杜仲 15g，葱、姜、料酒、醋、胡椒粉各适量。

【制法】杜仲水煎去渣，取汁备用；将黄鳝宰杀，用开水略烫，刮去外皮上的黏物，切段。将猪肉剁成末，放油锅内煸炒，加水及杜仲汁，放入鳝鱼段、葱、姜、料酒，烧沸后改文火煮至黄鳝酥烂，加醋、胡椒粉，起锅，撒上香菜，配餐食用。

【功效】方中杜仲补肝肾、强筋骨；鳝鱼肉与猪肉同煮补虚损、强筋骨。共奏补肝肾、益气血、祛风通络之功。

（二）气血两虚型

1. 三七煲去皮鸡汤

【原料】取三七 20g，鸡（去皮）1 只，猪瘦肉 100g，生姜 3 片。

【制法】先将三七置锅中用少许油慢火稍炒至微黄，压碎；鸡去尾部，洗净，切块；猪瘦肉洗净切块；上料与生姜一起放入砂锅中，加水 2500mL，武火煲沸后改文火煲 2 小时，调入适量食盐便可。每周食用 2～3 次。

【功效】方中三七活血；鸡肉与猪肉同煮益气补虚。同起益气养血、强壮筋骨之功效。

2. 云耳瘦肉粥

【原料】云耳（木耳）50g，瘦肉 100g，粳米 50g。

【制法】先将云耳剪去蒂脚，用清水浸软，切丝备用；猪瘦肉洗净、切丝，腌制备用；粳米洗净；把粳米、云耳一起放入锅内加清水适量，文火煮成稀粥，再加入猪瘦肉煮熟，调味即可。每日 1 次。

【功效】方中云耳为著名山珍，营养丰富，有"素中之荤"美誉，可起益气养血之功效。配合瘦肉、粳米可健脾益气补虚。共建治疗之功。

（三）气滞血瘀型

1. 四物腰骨汤

【原料】猪腰骨 150g，桃仁 10g，红花 9g，枳实 12g，当归 10g，柴胡 10g，牛膝 10g，川芎 6g，赤芍、白芍各 10g。

【制法】各药煎取药液 500mL，与洗净、砍块的腰骨一起下锅，文火炖 1 小时，肉烂汤浓，加油、盐调料，即可食用。

【功效】本方为桃红四物汤加减配合猪腰骨同煮，桃红四物汤行气活血、强筋健骨，配合猪腰骨更增强筋健骨之功。

2. 加味桃仁粥

【原料】桃仁 10g，生地 30g，肉桂末 3g，粳米 1O0g。

【制法】桃仁去皮尖，桂心研末。用地黄、桃仁、生姜及适量酒浸泡后，绞取汁。锅先加水煮粳米成粥，下桃仁等汁，再煮沸，调入肉桂末即成。每日 1 次，空腹食用。

【功效】方中桃仁活血祛瘀，生地凉血止血、破瘀生新，肉桂温经止痛、活血通络，配合粳米健脾益气。适用于骨坏死之气滞血瘀证。

饮食注意：

1. 以米、面、杂粮为主食，做到营养丰富，品种多样，粗细搭配。

2. 多吃含钙多的食物，如牛奶、奶制品、羊肝、猪肝、虾皮、豆类、海藻类、鸡蛋类。

3. 以清淡饮食为主，忌辛辣、刺激、油腻；不盲目增加营养、服用补血药品。

4. 戒烟酒。

第十六章　骨肿瘤康复药膳

一、定义与概述

凡发生在骨骼系统各种组织如骨、软骨、纤维组织、脂肪组织、造血组织、神经组织和未分化的网状内皮结构等的肿瘤统称为骨肿瘤。同身体其他组织一样，其确切病因不明。骨肿瘤有良性、恶性之分，良性骨肿瘤易根治，预后良好；恶性骨肿瘤发展迅速，预后不佳，死亡率高。恶性骨肿瘤可以是原发的，也可以是继发的，从体内其他组织或器官的恶性肿瘤经血液循环、淋巴系统转移至骨骼或直接侵犯骨骼。还有一类病损称肿瘤样病变，肿瘤样病变的组织不具有肿瘤细胞形态的特点，但其生态和行为都具有肿瘤的破坏性，一般较局限，易根治。

中医学称其为"骨疽""骨瘤""石痈""石疽"等。

二、病因病机

（一）病因

1. 外因

风、寒、暑、湿、燥、火等四时不正之气称为六淫，六淫之邪气可引发肿瘤。临床观察到约50%的肿瘤的发病与环境因素有关。

2. 内因

人的精神因素、体质强弱、遗传、年龄等与疾病发生发展和预后有密切关系，骨肿瘤也不例外。"怒伤肝""喜伤心""思伤脾""忧伤肺""恐伤肾"，说明情绪的异常变化，可影响脏器的气机升降，使气血功能紊乱，为引发肿瘤奠定了内在基础。如情绪波动激烈，持续时间长，必然会引起阴阳失调，脏腑功能紊乱，气血不调，经络受阻，而导致骨肿瘤的发生。

（二）病机

本病的发生总由肾气不足、阴阳失调、脏腑功能紊乱，以致寒湿毒邪乘虚而入，气血瘀滞，蕴于骨骼而成。如外邪侵袭，由表及里，深达骨骼，久留积聚而成；跌仆损伤，血络受损，瘀血停聚，不散成瘤；禀赋不足，或劳力过度，房劳过度，耗伤肾气，肾主骨生髓，肾气亏耗则骨骼病变；多食不节，损伤脾胃，脾失健运，生湿生痰，积聚成瘤；精神刺激，情志不畅，五志过极，以致阴阳失调，气血不和，经络阻塞，致成骨瘤。

三、病理特征

早期往往无明显的症状。随着疾病的发展，可以出现一系列的症状和体征，其中尤以局部的症状和体征更为突出。具体的临床表现因疾病的性质、部位以及发病的阶段不同而有较大的差异。

1. 疼痛

这是骨肿瘤早期出现的主要症状，一般在开始时较轻，并往往呈间歇性，随着病情的进展，疼痛可逐渐加重，且由间歇性发展为持续性。多数患者在夜间疼痛加剧以致影响睡眠。其疼痛可限于局部，也可以向远处放射。

2. 肿胀或肿块

一般在疼痛发生了一定时间后才会出现，位于骨膜下或表浅的肿瘤出现较早，可触及骨膨胀变形。如肿瘤穿破到骨外，可产生大小不等、固定的软组织肿块，表面光滑或者凹凸不平，并常于短期内形成较大的肿块。

3. 功能障碍

骨肿瘤后期，因疼痛肿胀致患部功能出现障碍，病情发展迅速则功能障碍症状更为明显，可伴有相应部位肌肉萎缩。

4. 压迫症状

向颅腔和鼻腔内生长的肿瘤，可压迫脑组织和鼻咽，因而出现颅脑受压和呼吸不畅的症状；盆腔肿瘤可压迫直肠与膀胱，产生排便及排尿困难；脊椎肿瘤可压迫脊髓而产生瘫痪。

5. 畸形

因肿瘤影响肢体骨骼的发育及坚固性而合并畸形，以下肢更为明显，如髋内翻、膝外翻及膝内翻。

6. 病理性骨折

肿瘤部位只要有轻微外力就易引起骨折，骨折部位肿胀、疼痛剧烈，脊椎病理性骨折常合并截瘫。

7. 全身症状

骨肿瘤在早期时一般无明显的全身症状，后期由于肿瘤的消耗、毒素的刺激和痛苦的折磨，因而可出现一系列全身症状，如失眠烦躁、食欲不振、精神萎靡、面色常苍白、进行性消瘦、贫血、恶病质等。

四、诊断及辨证分型

（一）诊断

由于不同的骨肿瘤可有相近的表现，良性骨肿瘤可发生恶变，在诊断过程中，最主要的是区别下述几个问题：

（1）骨肿瘤与非肿瘤性病变。

（2）良性骨肿瘤与恶性骨肿瘤。

（3）原发性骨肿瘤与转移性骨肿瘤。

临床表现：良性骨肿瘤生长缓慢，疼痛轻，早期不易察觉，当肿瘤长大或压迫周围组织时，疼痛加重或发生病理性骨折时才被发现；恶性骨肿瘤呈浸润性生长，发展迅速，骨皮质破坏后，可蔓延至周围软组织，患部呈梭形肿胀，肿块境界不清，质地较硬，局部血管扩张，皮肤温度升高，可有搏动感或血管杂音，早期出现疼痛并呈进行性加重，后期出现贫血及恶病质，或可发生他处转移病灶，其中以肺部转移最为多见。

（二）辨证分型

1. 阴寒凝滞型

骨瘤初起，酸楚轻痛，遇寒加重，局部肿块，皮色不变，压痛不著，甚至不痛，病程较长。舌淡、脉细沉迟。

2. 毒热蕴结证

骨瘤迅速增大，疼痛加重，刺疼灼痛，皮色紫暗红瘀，肢体活动障碍，有时伴有发热，大便干秘。舌暗红有瘀点，脉细数或弦数。

3. 肾虚火郁证

局部肿块肿胀疼痛，皮色暗红，疼痛难忍，朝轻暮重，身热口干，咳嗽消瘦，面色不华，行走不便，精神萎靡。舌暗唇淡，苔少或干黑。

五、辨证施膳

（一）药膳原则

中医学对骨肿瘤的认识自《黄帝内经》首次记载本病以后，历代医家从不同的侧面对本病的认识和治法做了进一步的探索和补充，使得对本病的认识逐渐加深。综合诸医家的论述，认为本病的发生总由肾气不足、阴阳失调、脏腑功能紊乱，以致寒、火、毒邪乘虚而入，气血瘀滞，蕴于骨骼而成。中医常见的分型包括阴寒凝滞、毒热蕴结、肾虚火郁等。根据骨肿瘤的中医分型，辨证施膳常以温经散寒、养阴清热、补肾养阴等为基本原则。

（二）常用药膳

1. 阴寒凝滞型

川乌粥

【原料】生川乌头 5g，粳米 100g，姜汁 5mL，蜂蜜适量。

【制法】川乌头捣碎，碾为极细粉末。先以适量水煮粳米，煮沸后加入川乌末，改用小火慢煎为粥，待熟后加入生姜汁及蜂蜜，搅匀，稍煮 1 ～ 2 分钟沸后即可食用。早、晚各 1 次。

【功效】温经散寒。

2. 毒热蕴结型

（1）生地鸡汤

【原料】乌鸡 1 只，生地黄 30g，饴糖 50g。

【制法】先将鸡去毛、肠、肛门，洗净。细切地黄与饴糖相拌，置鸡腹内，将鸡蒸约 1 小时。不用盐醋，只吃鸡肉，吃完之后，再喝鸡汤。每周 2 ～ 3 次。

【功效】养阴清热。

（2）竹叶粥

【原料】鲜竹叶 30g，生石膏 50g，粳米 100g，白糖少许。

【制法】鲜竹叶清水洗干净，同石膏一起，加水煎汁去渣，取汁液煮米成稀粥，加砂糖，不拘时间进食。

【功效】清热泻火。

（3）石膏粥

【原料】生石膏 100g，粳米 50g，清水适量。

【制法】先用水煮生石膏，取汁去渣，用其汁液煮米成粥。不拘时间食之。

【功效】清热泻火。

3. 肾虚火郁型

（1）抗痨蛋

【原料】天麻 9g，鸭蛋 1 只。

【制法】将天麻研压成极细末，鸭蛋放入盐水中浸泡 7 天后，开一小孔，倒出适量蛋清，放于器皿内。把天麻细末装入蛋内，再用表面和饼封固包裹，置火炭中煨熟备用。早晨空腹时服 1 枚，每日 1 次。

【功效】养阴清热。

（2）胡桃炖海参

【原料】海参、瘦猪肉 60g，胡桃 18g，银耳 9g。

【制法】将胡桃用开水泡，去衣；银耳浸开，洗净；瘦猪肉切丝；海参浸软，切丝。把用料放入炖盅内，加开水适量，隔水炖 1 小时，调味既可。早、晚各 1 次。

【功效】补肾养阴。

（3）黑芝麻核桃蜂蜜膏

【原料】核桃仁 150g，黑芝麻 150g，蜂蜜 250g。

【制法】先将核桃仁及黑芝麻捣成泥状，再加入蜂蜜调匀，口服 1 次 1 匙，1 日 3 次，服完后再按上法配制。不拘时间食之。

【功效】补肾养阴。

（三）饮食注意

1. 宜吃食物

（1）宜多吃具有抗骨髓病、骨肉瘤的食物，如海带、紫菜、淡菜、海蛤、裙带菜、杏仁、桃仁等。

（2）骨痛宜吃龟板、鳖肉、穿山甲、牡蛎、蟹、虾、核桃等。

（3）脾脏肿大宜吃甲鱼、泥鳅、海鳗、毛蚶、海带、裙带菜等。

（4）贫血宜吃猪肝、香菇、芝麻、蜂乳、黄鱼、花生、海参、鲩鱼、鲍鱼等。

2. 忌吃食物

（1）忌烟酒及辛辣刺激食物。

（2）忌霉变、腌制、油煎、肥腻食物。

（3）忌羊肉、鹅肉、猪头肉等发物。

第十七章　骨髓炎康复药膳

一、定义与概述

骨髓炎是由化脓性细菌引起的骨骼感染，常见致病菌为金黄色葡萄球菌、溶血性链球菌，多系血源性感染。其他尚有外伤或邻近软组织感染而蔓延所致。西医主要使用抗生素及手术疗法，但久病患者，致病菌对抗生素已不敏感，骨质破坏形成死骨死腔、瘘管流脓反复不愈，实为骨科难治病之一。

在中医学中虽无骨髓炎之病名，但对本病早已有认识，在历代中医文献中，随患病部位不同，尚有不同的名称，如生于大腿外侧的称"附骨疽"，生于大腿内侧的称"咬骨疽"，破溃出朽骨的称"多骨疽"或"骨胀"，发于足踝的称"穿踝疽"，窦道多支经久流脓的称"蜣螂蛀"等。在治疗上，历代医家积累了丰富的经验，包括洗药、拔毒、去死肉、去腐骨、开口除脓、贴膏、收口、生肌等在内的外治之法，对今天临床仍有重要参考价值。

二、病因病机

（一）病因

1. 热毒炽盛，流注筋骨

由于疔毒疮疖、扁桃体炎、麻疹。伤寒等病后热毒未尽，深蕴入内流注于骨，繁衍聚毒为病。六淫中尤以风、寒、湿、火邪致病为多。风、寒、湿皆可化火，火毒内伤，便可生疽，故《外科心法》有"痈疽原是火毒生"之说。

2. 外伤感染

因开放性损伤或跌打损伤，借伤成毒，浸淫注骨为病。或因肢体软组织感染，湿热内感，深蕴入里，留于筋骨经络，气凝血滞，腐筋蚀骨，蕴郁成脓。

3. 内伤七情，饮食劳伤

七情过度刺激，可影响内脏的功能，使其发生紊乱，气血瘀滞，瘀毒内生，发为"疽变"。此类多以思、忧、郁、怒为常见。五味不节，恣食膏粱厚味及刺激之品，可使脾胃功能失调，湿热内蕴，火毒内生，灼筋伤骨，发为骨疽。房劳过度，肾精内伤，肾气虚弱，正气不足，风寒湿邪乘虚侵袭，脉瘀血滞，亦可为患。

4. 正气亏损

正气虚弱，正不胜邪，毒邪深窜入骨，这是本病的内在因素，陈实功《外科正宗·附骨疽》曰："夫附骨疽者，乃阴寒入骨之病也。但人之气血生平壮实，虽遇寒冷则邪不入骨。"

（二）病机

1. 热毒内蕴

热毒是本病常见的致病因素，故本病可见于患疔毒疮疖、麻疹、伤寒等病之后，其余毒未尽，久而不解，深蕴于内，流注入骨；或因跌打闪挫，气滞血凝，壅塞络脉，积瘀成痈，蕴脓腐骨，而成死骨，遂成此疽。有人认为"火毒"始终是本病的主要矛盾。

2. 寒湿内袭

外感寒湿，深袭于骨，久而化热，热胜则肉腐，肉腐则为脓，脓不泻则筋烂，筋烂则伤骨，而致成疾。久病不愈，阳气益耗，形寒肢冷，经脉痹阻，更形成血虚寒凝之证，病由外寒而向内寒转化。

3. 正气亏虚

这是本病的内在病机。体虚酿致本病者，主要是肾虚，盖肾主骨，临床血源性骨髓炎之发生皆在机体及局部抵抗力降低的情况下发生。

三、病理特征

1. 有一定的发病诱因，如感冒、跌打损伤、过度劳累或手术后感染等。

2. 急性期骨髓炎局部易出现红肿热痛表现，全身症状明显，恶寒、高热、呕吐，呈败血病样发作。

3. 病程长，反复发作，容易形成窦道，缠绵难愈。

4. 致残率高，容易发生病理性骨折。

四、诊断及辨证分型

（一）诊断

1. 发热

起病急骤。恶寒发热，热毒炽盛酿脓时，体温可高达 39～41℃，持续数日不退，或伴有寒战，烦躁不安，汗出口渴，脉洪数。脓肿破溃后，体温递减。慢性化脓性骨髓炎一般体温不高，急性发作时可有全身发热。

2. 疼痛

患肢局部疼痛、压痛，多局限于骨端，呈进行性加剧。热毒酿脓时，肢端疼痛剧烈；当脓肿穿破骨膜进入周围软组织时，疼痛可暂时减轻；穿溃皮肤形成窦道，脓液流出后，疼痛逐渐缓解。慢性化脓性骨髓炎非急性发作时，患肢仅有隐痛。

3. 肿胀

病变处多呈环形弥漫性肿胀，局部皮肤微红微热。脓液形成后，指压有波动。病初皮色不变，脓肿欲溃时肿胀中心表皮透红。慢性化脓性骨髓炎，则患肢较健肢粗大。

4. 功能障碍

急性骨痈疽发病后患肢很快即不能活动。后期患肢呈挛缩畸形，有功能障碍。

5. 窦道

脓肿外溃后形成窦道，经久不愈，窦道外口时流脓水或夹杂小块死骨。慢性化脓性骨髓炎，可出现数个窦道，疮口凹陷，瘘管周围皮肤色素沉着及瘀斑组织，边缘常有少量肉芽形成。

6. 虚弱

经年日久，见局部肌肉萎缩、形体瘦弱、面色㿠白、神疲乏力、畏寒肢冷、身体倦怠、舌质淡苔白、脉细弱等脾胃肾阳虚乃至气血两虚的症状。

7. X 线检查

早期 X 线检查无异常发现。发病 2 ～ 3 周后，X 线摄片可见骨质疏松，在干骺端有一模糊区和阴影，骨膜反应或骨质破坏；发病 4 周或更长时间后，X 线片显示骨质不规则增生和硬化，有残留的骨吸收区和空洞。

8. 实验室检查

急性化脓性骨髓炎早期的周围血象中白细胞总数增高，达（20 ～ 30)×10^9/L 以上，甚至核明显左移，血沉增快，血培养常为阳性。慢性化脓性骨髓炎非急性发作时，白细胞总数、血沉可在正常范围。

9. 病理学检查

为炎性坏死组织。

（二）辨证分型

1. 消肿止痛期

恶寒发热，患肢剧烈胀痛或跳痛，环形漫肿，压痛显著，皮温增高，不能活动，汗出热不退，胃纳差，尿赤，便秘，甚则恶心、呕吐，舌苔薄白转黄腻，脉象洪数。

2. 排脓拔毒期

疮口流脓，初多稠厚，渐转稀薄，身热和肢痛逐步缓解，但全身衰弱征象突出，神情疲惫，少气无力，形体消瘦，面色萎黄，舌淡苔少，脉象细数。

3. 生骨、养肌敛口期

患区死骨已排除，死腔窦道愈合，骨与软组织明显修复，已基本治愈。

4. 健骨壮骨期

疾病已治愈，巩固疗效。

五、辨证施膳

对于骨髓炎患者，在施治早期，强调并提倡清淡可口的素食。如素食配置合理，人体所需要的糖、脂肪、蛋白质这三大营养要素都能得到合理的摄入。因骨与软组织的修复离不开维生素、微量元素与宏量元素，以及具有保护作用的纤维素等，它们都主要来自新鲜的谷类、蔬菜与水果；又因处在病理状态下的患部组织的修复需要一个偏碱性的生理环境，才能有修复的条件，而素食中所含碱性物质最丰富，如在体内最活跃的钙、钾等离子，它们在水果中含量很高。对于慢性骨髓炎患者，要保证碱性物质在血液中的浓度不能下降。有些病人怕营养缺乏，每餐大量吃肉类，而蔬菜与水果却很少吃，使血液带酸性，患部组织因循环障碍，酸性物质更多，于是体内的"钙搬家"运动就此开始，血液将骨骼和牙齿中的钙，尤其是处在病理环境中的骨组织的钙搬走，病骨出现脱钙或骨质疏松现象。

骨髓炎属中医"无头疽"范畴，中医分型：①热毒注骨：患疔毒疮疖或麻疹、伤寒等病后，余毒未尽，热毒深藏于内，伏结于骨成疽；或因跌打闪挫，气滞血瘀，经络闭阻，积瘀成疽，循经脉流注于骨，繁衍聚毒为病。②创口毒盛：跌打、金刃所伤，皮破骨露，创口脓毒炽盛，入骨成疽。③正虚邪侵：正气内虚，毒邪侵袭，正不胜邪，毒邪深窜入骨，致病成骨疽。临床上我们将治疗骨髓炎分为四期：消肿止痛期，排脓拔毒期，生骨、养肌敛口期，健骨壮骨期。

（一）消肿止痛期

1. 药膳原则

用药后，患处的脓性分泌物持续不断地流出，体内大量营养性物质也随之一起从创腔丢失，使全身营养欠佳，需要补充营养。但补充营养不是吃大鱼大肉、高蛋白饮食。人体之所以会感染发炎，是因为体液环境变成了酸性，就像食物变酸必然长霉发馊一样。而鱼、肉、禽、蛋及动植物油脂属酸性食物，会加重人体酸性，导致感染加重。同时，荤油肥腻的食物，不易消化，会对尚处于病理环境中的人体重要器官造成损害。因此，在此阶段，应食用清淡可口的素食，以偏碱性食物调节体液酸碱度，只要搭配合理，清淡天然的素食一样能提供身体所需营养。在清、淡、素、全的原则下，米、面主食占每餐全部饮食总量的 1/3，副食蔬菜占 1/3，水果占 1/3。患者的汤饮尤其重要，清新素淡、色香味美的汤饮不仅能使病人产生食欲，增强胃的扩张与收缩功能，增加机体营养，同时还能增加小便量，把机体和患部所产生的内源性、外源性毒性物质排出体外。各种谷类熬制成稀粥或米浆，能益血生津、填髓充肌，完全可以代替价格昂贵的参汤，是既经济又实惠的上佳汤饮。在熬制中还可加入各种新鲜果类、瓜类，这不但增加了汤饮的营养，还以清新味美的色觉诱发食欲。比如大米、小米中加入新鲜桂圆、枸杞子、藕块、百合、莲子、核桃仁、鲜山药、新疆葡萄干等煮稀粥，也可在煮好的稀粥中加入具有甜、脆、酸、香的新鲜果类布丁块。但要注意，在保持水果在粥中生、松、脆、鲜、可口味美的同时，不要让高温把营养成分破坏。另外，也可以用银耳、大枣熬成汤饮，熬制时间要久一些，将银耳熬成液体状，以便于充分吸收，也不伤及脾胃。

2. 常用药膳

（1）百合绿豆粥

【原料】百合 15g，绿豆 35g，粳米 50g。

【制法】将绿豆去泥沙、洗净，百合洗净，粳米淘净。把粳米、百合、绿豆放入锅内，加水适量，置武火烧沸，文火炖熬至熟成粥即可。每日 2 次，当主食。

【功效】消肿，滋阴，清热。

（2）菊花莲子粥

【原料】野菊花 40g，莲子 50g，粳米 80g，白糖 20g。

【制法】野菊花洗干净、莲子去心，同放锅内，加水适量，煮 30 分钟，过滤留汁液。将汁液内菊花药渣除去，加入粳米和适量水，置武火上烧沸，再用文火煮 30 分钟，加入白糖即成。每日 1 次。

【功效】清热解毒。

（二）排脓拔毒期

1. 药膳原则

患者经过早期的临床治疗和饮食调养，其全身情况和局部表现已有好转，软组织脓肿或肿胀也已消失。但此时体液环境仍处于酸性状态，仍以碱性素食为主。同时，患者体质有所好转，随着食欲及消化功能的增强，除多食水果蔬菜外，还需要补充一些高蛋白的饮食，膳食中可以加入少量荤腥。但要注意进行适当的粗细搭配、少荤多素搭配及粮菜搭配，以广泛摄取多种营养。还要经常饮用易消化吸收、营养丰富的新鲜豆浆、花生浆等流质，因为大豆、花生加工成浆，消化率可提高到 90%，消化率越高，则可被机体吸收利用的蛋白质越多。

2. 常用药膳

（1）金银花粳米粥

【原料】金银花 20g，白菊花 10g，粳米 100g。

【制法】金银花、菊花焙干研成细末；粳米淘洗干净。将锅置火上，加适量水，放入粳米煮粥，粥成后加入金银花、菊花药末，搅拌均匀后再煮片刻即可出锅。适量食用。

【功效】清热解毒，杀菌除湿。

（2）绿豆金银花饮

【原料】金银花 15g，绿豆 50g，白糖 20g。

【制法】绿豆洗净，去泥沙杂质；金银花洗干净。金银花、绿豆同放瓦锅内，加水适量，置武火上烧沸，再用文火煎煮 35 分钟，停火、滤渣，加入白糖搅匀即成。每日 3 次，每次 100mL。

【功效】消热解毒，透脓消肿。

（三）生骨、养肌敛口期

1. 药膳原则

这一阶段，病患区死骨已排除，死腔窦道愈合，骨与软组织明显修复，已基本治愈。此时体液环境已完成调整，处于正常的弱碱性状态，此时可以适当增加荤腥、高蛋白饮食。此期间，是骨与软组织修复生长期，要特别注意以血钙为主的营养缺乏。由于患者长期卧床，限制了户外活动，阳光照射不足，减少了利用光能转化为身体所需要的钙，也因饮食不足，从食物中摄取钙质不足，再加上伴随脓性分泌物排出体外的营养物质很大部分是血钙成分，很易造成钙的缺乏，如患者长期缺钙得不到纠正，就会使血钙自稳系统受损，通过各种机制的作用后，以病患部为主出现"钙搬家"的异常反应，临床上一般称为失用性脱钙或骨质疏松。本着中医"以骨补骨，以骨养骨，以骨治骨"的食疗原则，猪骨汤对于骨与软组织的修复与生长有着重要作用。因为猪的脊骨、肋骨，正是人体骨组织所需要的结构最合理、最自然的骨的原材料。这种以平衡的补法来达到人体骨组织由失衡到平衡的过程比单纯为患者补充某一元素或几种元素优越得多。

2. 常用药膳

（1）猪骨炖海带

【原料】猪排骨 500g，猪大骨 1000g，海带 250g，枸杞子、山茱萸、龙眼肉各 30g，调味品适量。

【制法】将猪骨洗净、排骨剁块、大骨捶破、海带洗净，同入高压锅中，加清水适量及葱、姜、椒、盐、米醋、料酒等，文火蒸烂后，调入味精适量服食，每周 2 剂。每日 3 次，每次 100mL。

【功效】猪骨炖海带补充丰富的维生素及钙质，猪的脊骨、肋骨内所含的宏量元素与微量元素，是最接近人体生理需求的自然成分，如所含的钙、磷、铁、镁、铜、锰等是构成人体骨骼所必需的重要成分，对补钙很有帮助。

（2）猪髓壮骨汤

【原料】猪骨髓 1 条，鹿茸 5g，枸杞子、鱼鳔各 20g，调味品适量。

【制法】将猪骨髓洗净，与诸药同放入锅中，加清水适量，文火煮至猪骨髓烂熟后，加调味品，再煮一二沸即成，每周 2 剂，每日 3 次，每次 50mL。

【功效】强筋壮骨，收敛生肌。

（四）健骨壮骨期

1. 药膳原则

本阶段的饮食，要注意有利于组织再生和修复环境的保持，尽量控制易产酸性食品的摄入；仍要注意食物多样化，以谷类为主，多吃蔬菜、水果和薯类，增加奶类、豆类、蛋类或其制品的摄入，经常吃适量的猪瘦肉、鸭肉，少吃肥肉和荤油；注意低盐饮食，以免造成患部的水钠潴留；不吃烟熏、油炸、霉变食品，不可暴饮暴食、酗酒、偏食，否则会损害脏腑功能，阻碍患部细胞组织群的生活能力。

2. 常用药膳

（1）金髓膏

【原料】枸杞子 200g，白酒 500g。

【制法】将枸杞子洗净，沥干水分，放入白酒内浸泡 15 天后取出，再放入盆内研成浆汁。将泡过枸杞子的白酒与枸杞子浆汁一起倒入纱布袋内，绞取汁液，将其倒入锅中，武火烧沸后，转用文火煮，至汁液浓缩呈膏状，停火，待药膏稍凉时，盛入瓶内备用。每次一汤匙，早晚各服 1 次，用温热的白酒或黄酒冲服。

【功效】填精补髓，适用于慢性骨髓炎精髓亏损证。

（2）枸杞薏苡仁粥

【原料】枸杞子 20g，骨碎补、续断各 15g，薏苡仁 50g。

【制法】将骨碎补、续断择净，放入药罐中，加清水适量，浸泡片刻，水煎取汁，加枸杞子、薏苡仁煮为稀粥服食。每日 1 剂。

【功效】补益肝肾，强筋壮骨。

（3）枸杞鹿筋汤

【原料】水发鹿筋 150g，枸杞子 30g，蘑菇、火腿、菜心、调味品各适量。

【制法】将鹿筋发开，切段，用清汤、清水、盐水、料酒余片刻，捞出控净水。炒勺放火上，加油烧至六成热，放入料酒烹，加入鹿筋、清汤适量，旺火烧开，放入枸杞子、火腿薄片、蘑菇薄片、菜心、姜汁、食盐、味精等，再煮一二沸即成，每周 2 剂。

【功效】强筋健骨。

（4）雪莲花鹿筋汤

【原料】雪莲花 20g，香菇 50g，干鹿筋 250g，鸡爪 250g，火腿 20g，料酒 10mL，鸡油 25mL，姜 5g，葱 10g，味精、胡椒粉各 3g，盐 4g。

【制法】鹿筋用冷水洗净，沸水浸泡，水冷再换，反复多次，待鹿筋发胀（夏天大约 3 天，冬天 6 天，若急用时可用油或蒸的方法发胀）。将发胀的鹿筋除去筋膜，洗净，切成食指大小的条块，放入锅内，加入姜、葱、料酒、水适量，用武火烧沸，再用文火炖煮 45 分钟，取出鹿筋放入小坛子内。鸡爪用沸水余去血水，脱去黄衣及爪尖，折去大骨，洗净，放进坛子内。雪莲花淘洗净后用纱布袋装好，放坛子内，再放入火腿片、香菇片，加入骨头汤、料酒、姜、葱，上笼蒸至鹿筋酥软熟透（约 2 小时），滗出原汤。加入味精、盐、胡椒粉，搅匀，倒入坛子内，鹿筋和鸡爪再煮蒸 30 分钟取出坛子即成。每日 1 次，佐餐食用。

【功效】祛寒壮阳，强筋健骨。

（5）黄精枸杞子蒸鹌鹑

【原料】黄精、枸杞子各 15g，鹌鹑 1 对，调味品适量。

【制法】将鹌鹑置水中闷，去毛杂，纳二药于腹中，置碗中，加鸡清汤及葱、姜、椒、盐、料酒、味精各适量，盖严，上笼蒸熟服食，每日 1 剂。

【功效】补益肝肾，填精生髓。

（6）首乌杞地酒

【原料】制何首乌、生地黄、枸杞子各 15g，白酒 1000g，冰糖适量。

【制法】将诸药择净，用清水适量润透，与白酒同置瓶中，纳入冰糖，密封浸泡 15 天后即可饮用，每日 1 次，每次 15 ～ 30mL。

【功效】补肝肾，益精血。

总之，在整个疗程中都要注意碱性食物的摄入，增强抗病能力，做到低脂肪、低糖、低盐，严忌酗酒、吸烟。这样必定能缩短骨髓炎的治疗时间。

第十八章　化脓性关节炎康复药膳

一、定义与概述

化脓性关节炎是指由化脓性细菌直接感染，并引起关节破坏及功能丧失的关节炎。常见的病原菌85%以上是金黄色葡萄球菌。感染途径多为血源性传播，少数为感染直接蔓延。本病常见于10岁左右儿童。最常发生于髋关节和膝关节。以单发关节为主。髋关节由于部位深，或因全身其他部位感染症状所掩盖而易被漏诊或延误诊断，从而使关节丧失功能。所以，早诊断、早治疗是确保关节功能不发生障碍和丧失的关键。

二、病因病机

（一）病因

本病总的机制是机体正气不足，邪毒壅滞关节。主要可概括为以下四个方面。

1. 脏腑功能失调，蕴热蓄毒，热邪痰浊流注关节

疔疮疖肿等失于治疗，或余毒未尽，而机体正气不足以使其内消外散，邪毒走散，流注关节而发病。

2. 感受外邪，蕴热成脓

外感风寒暑湿，客于肌腠，内入关节，阻塞经络，郁而化热，蕴热成毒，流注于关节而发病。

3. 瘀血停滞，化热成毒

积劳、过累，或因跌仆闪挫，瘀血停滞，久之化热成毒，聚注关节为害。

4. 损伤感染

开放损伤，或因关节手术，或因关节腔内药物治疗等邪毒随之而入引起。

正如《外科理例·流注》说："大抵流注之症，多因郁结，或暴怒，或脾虚湿气逆于肉理，或腠理不密，寒邪客于经络，或闪仆，或产后，瘀血流注关节，或伤寒余邪未尽为患，皆因真气不足，邪得乘之。"

（二）病机

化脓性关节炎的发生是由于正气不充，邪气壅滞，毒蕴关节，气滞血瘀，经络阻塞，津液不能输布，湿热内蕴，腐筋伤骨发为本病。在疾病的发生发展过程中，依临床表现可分为初期、成脓期和溃后三个阶段。

1. 火毒内蕴

火热之邪客于营卫，全身不适，恶寒发热；气滞血瘀，经络阻塞，病变部位肿胀疼痛，热邪致病，局部灼热，脉数。

2. 湿热酿脓

寒战、高热、汗出热不退为湿热之毒内侵，正邪交争。局部红肿热痛，穿刺液有脓球是湿热为患，剧烈疼痛是成脓的标志；舌红，苔黄腻，脉数为湿热之邪为患。

3. 正虚邪实

脓液为气血所化生，脓成或已溃，脓液外泄，耗损气血；脓毒外泄，邪随脓出，全身和局部症状减轻，出现正虚邪实之证；舌红苔黄、脉数为邪热未尽之象。

4. 气虚血瘀

邪气已退，身凉热退，正气已虚，神疲乏力，面色无华；关节挛缩肿痛为血瘀所致，气虚血瘀可见舌淡苔薄、脉细或涩。

三、病理特征

1. 起病较急，全身中毒症状重

寒战高热，体温高达 39℃，有关节剧痛、红肿及明显压痛等急性炎症表现。

2. 多有原发灶或发病原因可查

可因手术感染、关节外伤感染、其他病灶血源性感染。

3. 发病年龄小

多发于小儿或青少年，手术或外伤多见于成人。

4. 治疗及时恰当，致残率低；病情迁延，致残率高

四、诊断及辨证分型

（一）诊断

1. 病史

询问身体有无感染灶及外伤史。

2. 全身表现

起病急、食欲差、全身不适、畏寒及高热等。

3. 局部表现

关节疼痛、肿胀、积液、皮肤温度增高、关节制动及呈半屈曲位。可发生病理性脱位。

4. 关节穿刺液

关节穿刺液呈混浊样或脓性。应送常规检查，如革兰染色、细菌培养及药物敏感试验。

5. X 线摄片

早期关节间隙变宽，较晚期间隙变窄，晚期关节破坏、关节间隙消失等表现。早期应与对侧关节对比。

6. 实验室检查

白细胞总数升高，中性粒细胞增多，血沉增快，血培养可阳性。关节滑液检查是诊断的关键，宜尽早进行。革兰染色可找到细菌。细菌培养阳性，如为阴性，应重做并行厌氧菌培养，同时做药敏试验。

7. X 线检查

X 线检查时，在早期由于关节液增加而关节囊肿胀，间隙增宽，骨端逐渐有脱钙现象。如关节面软骨有破坏，则关节间隙变窄。有时可并发骨骺滑脱或病理性脱位。较晚期，关节面下骨质呈反应性增生，骨质硬化，密度增加。最后关节软骨完全溶解，关节间隙消失，呈骨性或纤维性强直，或并发病理性脱位。

（二）辨证分型

1. 热毒内蕴型

恶寒发热，头痛汗出，烦渴引饮，食欲不振；小溲黄赤，大便干燥，局部漫肿，泛红灼痛，皮肤灼热，脓液稠黏量多色黄。舌质红，苔黄腻，脉洪数或弦数。此证多见于骨髓炎急性发作期，有部分病人久病反复发作，在急性发作时，可同时兼有正虚表现，呈正虚邪实之证，此时仍以邪热毒盛为主。

2. 血虚寒凝型

面色苍白，形寒肢冷，体倦力乏，腰酸膝软，小便清长，患处色白漫肿无头；或坚硬不消，酸楚疼痛，成脓难溃；或溃后难愈，脓稀色白，肉芽淡白不长，或有窦道，经久不愈。舌质淡，苔薄白，脉沉细而迟。

3. 气血两虚型

面色无华，神疲无力，自汗纳减，心悸气短，窦道流脓清稀，肉芽浮生，其色灰白，愈合不良，舌质淡红，舌苔薄白，脉细或虚大。本证多见于晚期，X 线摄片多见死骨存在，窦道经久不愈，气血日益消耗，正虚无力托毒外出。

4. 肝肾亏虚型

形体消瘦，头晕耳鸣，腰酸膝软，肢倦气短，心悸盗汗，肤干色悴，骨蒸潮热，局部肉削形羸，创口久溃不愈，窦道流脓清稀量少，或可见死骨。舌色红或红绛，苔少，脉细无力或细数。此证多见于晚期，可有肢体畸形，关节强直或病理性骨折并发。

五、辨证施膳

（一）药膳原则

1. 减少酸性食物摄入

正常人的血液呈弱碱性，pH 在 7.35 ～ 7.45 之间，在这个范围内，各组织的生理功能得到正常发挥。食物的酸碱性不是指食物的味道是酸或是甜，而是指食物在体内新陈代谢的最终产物是酸性或是碱性。米、麦、糖、酒、鱼、肉、禽、蛋及动植物油脂属酸性食物，它们在体内经生物氧化的最终产物是碳酸；某些含硫、磷较多的食物，如含蛋氨酸和胱氨酸的蛋白质及磷脂，因在体内会氧化分解成硫酸和磷酸，故也属酸性食物。碱性食物有蔬菜、水果、薯类和海藻（紫菜、海带和海菜等），它们含有丰富的钾、钠、钙、镁等碱金属元素，体内代谢后以离子状态与血液中的碳酸根结合，从而增加血液的碱性。

2. 膳食结构要合理

最好以清、淡、素、全为主，如主食米、面占每餐全部饮食总量的 1/3，副食蔬菜占 1/3，水果占 1/3，如此才能避免荤食易产酸，加重对局部组织的损害。小儿与老年人要根据生理特点与需求，多摄入偏碱性食物。

3. 饮食中要做到三低

即要做到低脂肪、低糖、低盐。

4. 补钙

因病人本身长期卧床，限制了户外活动，阳光照射不足，减少了利用光能转化为身体所需要的钙的能力，也因饮食差，从食物中摄取钙质不足，很易造成钙的缺乏。

（二）常用药膳

1. 热毒内蕴型

（1）大黄甘草粥

【原料】大黄粉 3g，甘草 10g，粳米 150g，白糖 15g。

【制法】甘草洗净加水煮 15 分钟，停火，过滤去渣，留汁液。将大黄粉、甘草液、粳米、白糖放入锅内，加水煮 30 分钟即可。每日 1 次。

【功效】清热，泻火，解毒，活血，泻下攻积。

（2）黄芩山栀饮

【原料】车前子、木通、龙胆草、山栀、黄芩各 5g，甘草、柴胡各 6g，当归、生地黄各 15g，泽泻 10g，白糖 30g。

【制法】①以上药物炮制好后洗净，放到瓦锅内，加水 500mL，置武火上烧沸，再用文火煎煮 40 分钟，停火，过滤，去渣，留药液。②加入白糖搅匀即成。

代茶饮用，每日 2 次，每次 1 小杯。

【功效】清热、利湿、泻火。

（3）黄柏消炎粥

【原料】黄柏 15g，金银花 25g，连翘 10g，赤芍 15g，当归 10g，蒲公英 10g，防风 6g，车前草 15g，生黄芪 20g，粳米 50g，砂糖适量。

【制法】将诸药洗净，入砂锅，加清水 1000mL，煎煮取汁 200mL，去渣备用。将粳米淘洗干净，加水适量，煮成稠粥，兑入药汁，加砂糖，搅拌后再煮沸即成。上下午分食，每日 1 剂。

【功效】具有清热解毒、祛风化湿、消肿排脓之功效。用于急性化脓性关节炎的治疗。

（4）清炒葫芦

【原料】葫芦 500g，料酒、精盐、味精、生粉各适量。

【制法】将葫芦去瓤核，洗净后切片，入油锅翻炒片刻，调入料酒、精盐，稍加翻炒后，加味精、生粉适量，勾芡即成。佐餐当菜，随量食用。

【功效】具有清热利水之功效。用于化脓性关节炎属湿热偏胜型痹证。

（5）葫芦粥

【原料】陈葫芦粉（越陈越好）20 ～ 25g，粳米 50g，冰糖适量。

【制法】先将粳米、冰糖同入砂锅内，加水 500g，煮至米开时，加陈葫芦粉，再煮片刻，视粥稠为度。每日 2 次，温热顿服，5 ～ 7 天为一疗程。

【功效】清热解毒消肿。

2. 血虚寒凝型

（1）当归生姜羊肉汤

【原料】当归 20g，生姜 30g，羊肉 500g，食盐、绍酒、葱、胡椒粉等调料品适量。

【制法】将羊肉洗净，除去筋膜，切成小块，用开水焯过，沥干水备用。生姜切片，下锅略炒片刻，再倒入羊肉微炒，出锅，加入布包的当归，置于砂锅内，武火煮沸后，改用文火煲 2 ～ 3 小时，调味即可。

【功效】温中补血，调经散寒。适用于阳虚寒凝所致的腹痛疝气、疲倦乏力、恶风畏冷、四肢逆冷、面色苍白。

（2）红枣桂枝炖牛肉

【原料】红枣 10 颗，桂枝 20g，牛肉 300g；胡萝卜 200g，料酒、葱、姜、盐、上汤各适量。

【制法】把红枣洗净去核，桂枝洗净；牛肉洗净，切成块；胡萝卜洗净，也切成块；姜拍松，葱切段。把牛肉、红枣、桂枝、胡萝卜、料酒、葱、姜、盐放入炖锅内，放入上汤 1000mL。把炖锅置武火上烧沸，再用文火炖煮 1 小时即成。每日 1 次，每次食牛肉，喝汤吃萝卜。佐餐食用。

【功效】温经通阳，祛寒补血。桂枝辛、甘，温，能温经通脉。红枣味甘、性温，有补脾和胃，益气生津功效。二药与甘、平，益气血、强筋骨之牛肉共烹，可增强此道药膳祛寒补血、温经通阳功效。

3. 气血两虚型

（1）十全大补汤

【原料】党参、炙黄芪各 20g，肉桂 3g，熟地黄、当归各 15g，炒白术、酒白芍、茯苓各 15g，炒川芎、炙甘草各 10g，墨鱼、猪肚各 50g，猪肉 500g，姜、猪棒子骨、葱、料酒、花椒粉、盐、味精适量。

【制法】将原料中的中药装入洁净的纱布袋内，扎口备用。猪肉、墨鱼、猪肚洗净；猪棒子骨洗净，砸破；姜拍破备用。将猪肉、墨鱼、猪肚、猪棒子骨、药袋放入铝锅内，加水适量，放入姜、葱、花椒粉、料酒、盐，置武火上烧沸，后用文火煨炖，待猪肉熟烂时，捞起切条，再放入汤中。捞出药袋不用。将汤和肉入碗，加少许味精即可。食肉喝汤，早、晚各吃一碗，每天 2 次，全部服完后，隔 5 天再服。

【功效】十全大补汤可以补气血，适于气血虚、贫血患者食用。

（2）茯苓莲子红枣粥

【原料】茯苓 15g，莲子 50g，红枣 12 颗，粳米 100g，红糖 25g。

【制法】莲子泡发去心；红枣洗净去核，茯苓打粉；粳米淘洗干净。将粳米、茯苓粉、莲子、红枣放入锅内，加水适量，先用武火烧沸，再用文火煮 40 分钟，放入红糖即成。每日 1 次，当正餐食用。

【功效】健脾胃、补气血、止疼痛，脾虚胃痛患者适用。

（3）党参炒猪肝

【原料】党参 20g，麦冬、丹参各 10g，陈皮 6g，猪肝 150g，鸡蛋 1 个，淀粉 20g，料酒、酱油各 10mL，葱 10g，姜、盐各 5g。

【制法】党参、麦冬、丹参、陈皮放炖锅内，加水煎煮 25 分钟，去药渣，留汁待用。把猪肝洗净，切成薄片；葱切段，姜切片。猪肝片放在碗内，放入淀粉、酱油、盐，打入鸡蛋，拌匀待用。炒锅放植物油，武火烧至六成热，放姜、葱爆香，放进猪肝、料酒、药汁，炒匀断生即成。每日 1 次，佐餐食用。

【功效】补肝肾，益气血。

（4）白扁豆粥

【原料】白扁豆 50g，粳米 100g，白糖 20g。

【制法】白扁豆用水发 2 小时，粳米淘洗干净。将粳米、白扁豆放到锅中。加适量水置武火上烧沸，再用文火煮 40 分钟，加入白糖搅匀即成。每日 1 次，每次吃粥 100g。

【功效】补脾胃，益气血。

4. 肝肾亏虚型

（1）首乌粥

【原料】何首乌粉 25g，粳米 50g，白糖适量。

【制法】先将粳米加水煮粥，粥半熟时调入首乌粉，边煮边搅匀，至黏稠时即可，加白糖调味。早晚分食。

【功效】补益肝肾，健脾和胃。

（2）杜仲牛膝猪脊骨汤

【原料】杜仲 30g，怀牛膝 15g，猪脊骨 500g，红枣 4 个。

【制法】将杜仲、怀牛膝、红枣（去核）洗净，猪脊骨斩碎，用开水余去血水，然后一齐放入锅内，加清水适量，武火煮沸后，文火煮 2 ～ 3 小时，调味即成。上汤随量饮用。

【功效】补肾强筋健骨。

（3）桑椹杞子米饭

【原料】桑葚子 30g，枸杞子 30g，粳米 80g，白糖 20g。

【制法】取桑椹子、枸杞子、粳米加水适量并放入白糖，文火煎煮焖成米饭。

【功效】滋补肝肾之阴。

第十九章　骨结核康复药膳

一、定义与概述

骨与关节结核是由结核杆菌侵入骨或关节而引起的化脓破坏性疾病。其病发于骨，耗伤气血津液，导致形体虚羸，缠绵难愈。骨与关节结核成脓之后，破溃后脓液中伴败絮状痰样物，可流窜他处形成寒性脓肿，又名流痰。

骨与关节结核多继发于肺或肠结核（80% 以上的原发病灶在肺和胸膜，其余在消化道和淋巴结），一般是原发病灶中的结核杆菌经血液（血源感染）侵入骨骼或关节，少数是由邻近病灶蔓延而来（胸膜或纵隔淋巴结结核可侵犯附近的胸椎、肋骨或胸骨），当机体抵抗力降低时，可繁殖形成病灶，并出现临床症状。

骨结核在我国是常见病、多发病。以骨与关节结核在儿童与青少年发病率最高（成人也有发生），其中脊柱结核约占 50%，负重关节如髋关节、膝关节、踝关节结核等发生率也较多，上肢如肩、肘和腕关节结核较少。

二、病因病机

（一）病因

中医学认为骨与关节结核病因以内因为主，外因为辅，多由正气虚弱，筋骨损伤，气血失和，蓄结化瘀为痰浊，流注骨骼关节而发。

1. 正气虚弱

因先天禀赋不足，肝肾亏虚，以致髓弱骨嫩或儿童稚阴稚阳之体，气血未盛，肝肾之气尚未充实；或因后天失调，伤及脾肾，导致肾亏骨空。人体正气一旦虚亏，抗病能力不强，结核杆菌就会乘虚内袭发为骨与关节结核。

2. 筋骨局部损伤

因闪挫跌仆，筋骨受损，气血失和，正气虚弱，外邪乘虚而入。风寒外邪客于经络之中，以致气血不和，筋骨失荣，结核杆菌蓄结于该处。留聚于骨或关节的结核杆菌，与气血搏结，津液不得输布，痰浊内生，凝聚骨与关节而为病。

（二）病机

骨与关节结核整个病机是寒、热、虚、实交杂，从整体来看，仍以阴虚为主。其始为寒，久而化热；既有全身的先、后天不足，气血不和，肾亏骨空之虚，又有局部的痰浊凝聚，筋骨腐烂之实。化脓之时，不仅寒化为热，阴转为阳，而且随着病变的发展气血日益消耗，肾阴更加不足。阴愈亏，则火愈旺，以致中、后期常出现阴虚火旺证候。脓肿溃后，久不收口，脓水清稀不断，脓为气血所化，必致气血两亏，加上化脓菌的入侵，必致阴精气血更加不足，形体更加羸瘦，正气更加衰败。

三、病理特征

骨与关节结核的病程可分为三个阶段。第一阶段为单纯性病变阶段，其病变只限于骨组织者称为单纯骨与关节结核；病变限于滑膜者称为单纯滑膜结核。第二阶段为全关节结核，病变累及全关节组织。第三阶段为合并感染阶段，后期出现窦道，溃疡经久不愈，往往并发混合感染，预后较差。

四、诊断及辨证分型

（一）诊断

1. 有结核病接触史和病程缓慢、发病隐渐、进行性加重的病变过程。

2. 症状与体征

（1）全身症状、体征：初期多无明显全身症状。随着病情的发展，出现精神倦怠、少气乏力、食欲减退、形体消瘦。继而午后低热（37.5～38.5°C），夜间盗汗，咽干口燥，两颧发赤，舌红苔少，脉沉细数等阴虚火旺征象。后期气血亏虚，元气不支，可见日渐消瘦、精神委顿、面色无华、舌淡唇白、头晕目眩、心悸怔忡等。如有高热恶寒，全身热毒症状明显者，考虑合并有其他化脓菌混合感染的可能。

（2）局部症状、体征

①疼痛：初期仅感患处隐隐酸痛，活动加重，有叩击痛，呈渐进性加重。多于夜间加剧，因熟睡后，患处肌肉松弛，病变关节失去控制，无意中活动该关节可引起剧痛。故成年人常在夜间痛醒，儿童可有夜啼或夜间惊叫现象。

②肌肉痉挛：表现为局部肌肉紧张，使关节拘紧，活动不利。此为保护性肌痉挛，可限制受累关节的活动以减轻疼痛。如腰椎结核，可出现腰部肌肉僵直如木板状，伸屈等活动受到限制。

③肿胀：病变关节呈梭形肿胀，皮肤不红不热。主要是由于滑膜增厚，关节腔内积液和周围组织内渗液所致。

④功能障碍：早期因疼痛和肌肉痉挛而呈现屈曲体位，功能受限；后期则因病理性脱位，关节功能丧失；或骨与关节结构破坏，筋肉挛缩而产生功能障碍。

⑤畸形：畸形的产生，早期是由肌肉痉挛所致，后期是因骨、关节破坏，或病理脱位、肌肉挛缩而形成。由于患者处于保护性体位，多数表现为屈曲畸形，如脊柱结核的屈曲畸形，髋、膝关节结核的屈曲不能伸直等。肢体活动减少，周围肌肉萎缩，局部畸形更加明显。

⑥寒性脓肿、窦道、瘘管形成：由于病变骨关节及周围组织破坏，形成脓肿，病变的骨、关节形成脓腐，肿胀隆起，局部皮肤可无明显红、热（将溃时中央可有透红）征，按之柔软，有波动感，即为寒性脓肿（即冷脓肿）。寒性脓肿穿溃后，即形成窦道，日久不愈，疮口凹陷、苍白，周围皮色紫黯，开始可流出大量稀脓和豆腐花样腐败物，以后则流出稀水，或夹有碎小死骨。寒性脓肿穿破肺脏、肠管，则形成内瘘。如合并其他化脓菌感染，则脓液明显增多。

3. X 线检查

（1）单纯骨结核：骨结核病灶的 X 线征象，主要呈不规则的透光破坏区，其边缘无硬化增密现象，破坏区内，有时可见到较小的密度增高影（死骨）。骨结核分为松质骨结核和密质骨结核两类。各具一些特有的 X 线征象。

松质骨结核：①骨松质中心型结核：早期 X 线表现呈磨砂玻璃样密度增加和骨小梁模糊，继而出现死骨，破坏区内有较少的密度增高阴影（死骨），死骨吸收后出现透光的空洞。②骨松质边缘型结核：早期病变区骨质疏松，继而呈溶骨性破坏，边缘缺损。

密质骨结核：髓腔内可见到不同程度的溶骨性破坏区和骨膜反应性新骨形成。

干骺端结核：兼有骨松质与密质骨结核的特点，即局部既有死骨形成，又有骨膜反应性新骨增生。

（2）单纯滑膜结核：X 线表现为关节周围软组织肿胀，附近骨骼骨质疏松，关节间隙呈云雾状模糊不清。如关节腔积液多，可见关节间隙增宽。

（3）全关节结核：X 线表现主要为关节边缘局限性破坏凹迹，或边缘不规则。如关节面破坏，关节间隙狭窄或消失，甚至关节僵直畸形，或发生脱位。关节附近骨骼萎缩，但无明显增生征象。寒性脓肿形成时，病灶附近有软组织肿胀阴影。并发混合感染时，病变周围可出现明显骨质硬化密度增高阴影和骨膜反应性新骨形成。

4. 实验室检查

（1）血常规：红细胞和血红蛋白可能偏低，白细胞计数正常或稍有增多。如合并混合感染，白细胞总数、中性粒细胞均明显上升。

（2）血沉：病变活动期，血沉增快，高出正常 3～4 倍，甚至 10 倍以上；稳定期或恢复期，血沉多数关节液做结核菌培养，或涂片寻找抗酸（结核）杆菌。对明确诊断和鉴别诊断有重要价值。

（二）辨证分型

（1）阳虚痰凝：初起症状不明显，病变处隐隐酸痛，全身倦怠，少气乏力，关节活动障碍，动则痛甚，舌质淡红、苔薄白，脉濡细。

（2）阴虚火旺：病变处渐渐漫肿，皮色微红，形成脓肿。伴有午后潮热，颧红，夜间盗汗，食欲减退，或咳嗽咯血。舌红，苔薄白或少苔，脉细数或沉细。

（3）肝肾亏虚：溃脓后疮口流稀薄脓液，往往夹有败絮样物，形成窦道。

五、辨证施膳

（一）药膳原则

针对骨结核的病因病机，总以温阳散寒、滋阴降火、养肝补肾为基本原则，同时日常食疗注意以下事项：

1. 补充维生素和无机盐

维生素和无机盐对结核病康复促进作用很大。其中维生素 A 有增强身体抗病能力的作用；维生素 B 族和维生素 C 可提高体内各代谢过程，增进食欲，健全肺和血管等组织功能；如有反复咯血的病人，还应增加铁质供应，多吃绿叶蔬菜、水果以及杂粮，可补充多种维生素和矿物质。

2. 合理饮食

骨结核病人的食欲特别不好，为增加食欲，可在烹调上下功夫，做到品种多样化，色、香、味、形好。有条件的除每日三次正餐外，可另加两次点心。

3. 忌食

骨结核患者应忌食刺激性食物及辛燥生痰之食物。因结核病是一种消耗性疾病，在药治和饮食调治并用的同时，还应注意充分休息及适当进行户外活动。

（二）常用药膳

1. 阳虚痰凝型

（1）骨结核康复酒

【原料】草乌 50g，赤芍 20g，肉桂 25g，白酒适量。

【制法】前三药共研细末，酒调敷患处。

【功效】温阳散寒，活血通络。

（2）乌头白及散

【原料】生甘草、生川草乌、生白及各 8 两，姜黄 12 两，冰片 5 钱。

【制法】共研细末，用时以滚热开水调如糊状，外敷患处，用量按病灶大小而定，每周换药一次。

【功效】活血通络，散寒止痛。治骨关节结核未溃而肿痛。

（3）人参富贵香酥雀

【原料】麻雀 10 只，红人参 5g，制附片 5g，肉桂 3g，胡椒 1g。

【制法】上药捣成粗末，将药分装于洗净的麻雀腹内，装盘，加盐、葱、姜、蒜及五香粉适量，蒸 30 分钟取出，弃药，入油锅内炸酥即成。每日 2 ～ 3 次，每次 1 只，可连服半个月。

【功效】益气温阳，活血通络。

2. 阴虚火旺型

（1）百合糖水

【原料】百合 100g，糖适量

【制法】百合清洗干净，备用，在砂锅中放入 500mL 的清水，然后放入百合，用文火煮至熟烂后再放入适量的糖调味。煮沸后分两次服食。

【功效】百合甘苦微寒，在平时生活中经常食用可以起到养阴清火的作用，可调理阴虚火旺。

（2）白鳝鱼沙参汤

【原料】活白鳝鱼 250g，沙参 15g，玉竹 15g，百合 24g，百部 10g。

【制法】鳝鱼去肠杂，洗净切碎后备用，将准备好的鳝鱼与余药共加水适量炖熟，最后放入少许盐调味，吃肉喝汤。每日 1 剂，连服数日。

【功效】滋阴降火。

3. 肝肾亏虚型

（1）桑葚米酒

【原料】鲜桑葚 500g，糯米 200g，鸡蛋 5 个。

【制法】将鲜桑葚取紫黑者洗净榨汁，同糯米蒸熟，凉后入酒曲适量，发酵成酒酿。取酒酿 100mL 加水 300mL 煮开，鸡蛋打散入内即可。做点心或随意食之。

【功效】滋阴养血。

（2）二冬甲鱼汤

【原料】甲鱼 1 只，天冬、麦冬各 15g，枸杞子 5g，生地 15g，火腿 50g。

【制法】甲鱼洗净，放入锅中先煮 20 分钟，取出，剔去上壳和腹甲，切成 3cm 段，与调料及诸药同煮，待甲鱼熟透即可。饮汤食甲鱼肉。

【功效】滋补肝肾。

（3）汽锅乌鸡

【原料】乌骨鸡 1 只，冬虫夏草 10g，黄精 5g，熟地 5g，党参 10g，玉兰片、冬菇、绍酒、盐等适量。

【制法】乌骨鸡洗净切块，与上述原料均放入蒸锅内，加少许清汤，蒸 2 ～ 3 小时即可食用。佐餐食用。

【功效】滋养肝肾，滋阴养血。

第二十章　风湿、类风湿关节炎康复药膳

第一节　风湿性关节炎康复药膳

一、定义与概述

风湿性关节炎属变态反应性疾病，是风湿热的主要表现之一，多以急性发热及关节疼痛起病，典型表现是轻度或中度发热，游走性多关节炎，受累关节以大关节为主，开始侵及下肢关节者占85%，膝和踝关节最为常见，其次为肩、肘和腕，手和足的小关节少见，关节病变呈多发性和游走性，关节局部炎症明显，表现有红、肿、热、痛及活动受限，部分病人也有几个关节同时发病，不典型的病人仅有关节疼痛而无其他炎症表现，急性炎症一般于2~4周消退，不留后遗症，但常反复发作。在关节炎急性期患者可伴发热、咽痛、心慌、血沉增快及C-反应蛋白增高等表现，病情好转后可恢复至正常。若风湿活动影响心脏，则可发生心肌炎，甚至遗留心脏瓣膜病变。

二、病因病机

（一）病因

正气不足为发病的内在因素，而感受风、寒、湿、热为引起该病的外因，尤以风、寒、湿三者杂至而致病者属多。由于外邪的偏盛情况不同，故又有风痹、痛痹、着痹等不同类型。

（二）病机

1. 脏腑阴阳内伤

风湿病主要是肝、脾、肾发生内伤。肾为先天之本，藏精生髓，在体为骨，是作强之官；肝为筋之本，藏血生筋，统司筋骨关节；脾为后天之本，气血生化之来源，主四肢肌肉。人体的阴阳之气必须保持平衡，如果阴阳不平衡，出现偏盛偏衰，受到邪气侵入，则发生风湿病的热与寒的表现。

2. 外感六淫之邪

风湿病是受到风、寒、湿邪气侵入人身而发生的。风气胜者为行痹，寒气胜者为

痛痹，湿气胜者为着痹。风寒湿邪闭阻经络和关节，不通则痛，故而引起关节肿胀疼痛。

3. 痰浊瘀血内生

痰浊与瘀血即是人体在病邪作用下的病理产物，也可以作为病因作用于人体，风湿病大多有慢性进行过程，疾病已久，则病邪由表入里，由轻而重，导致脏腑功能失调，而脏腑功能失调的结果就产生痰浊与瘀血，这些就是风湿病情缠绵而难治的根本原因。

4. 营卫气血失调

营气脉中，卫行脉外，阴阳相贯，气调血畅，营养四肢百骸、脏腑经络。营卫和调，卫气在外保护人的体表，防御邪气侵入身体，营卫不和，邪气乘虚而入，故营卫失调是风湿病发病的重要因素之一。

三、病理特征

风湿性关节炎有两个特点：一是关节红、肿、热、痛明显，不能活动，发病部位常常是膝、髋、踝等下肢大关节，肩、肘、腕关节，手足的小关节少见；二是疼痛游走不定，一段时间是这个关节发作，一段时间是那个关节不适，但疼痛持续时间不长，几天就可消退。风湿性关节炎可侵犯心脏，引起风湿性心脏病，并且有发热、皮下结节和皮疹等表现。

四、诊断及辨证分型

（一）诊断

风湿性关节炎是风湿病的一个症状，除具有风湿性关节炎的典型症状外，还应具有风湿病的全身表现。

1. 关节炎

表现为游走性关节炎，多由一个关节转移至另一个关节，常对称累及膝、踝、肩、腕、肘、髋大关节，局部呈红肿热痛的炎症表现，但永不化脓，部分患者数个关节同时发病，亦可波及手、足小关节或脊柱关节等。约80%患者的发病年龄在20～45岁，以青壮年为多，女性多于男性。

2. 全身症状

如风湿病处于急性期或慢性期活动阶段，则可同时见到其他多种急性风湿病的临床表现，如上呼吸道感染史、发热、心肌炎、皮肤渗出型或增殖型病变、舞蹈病、胸膜炎、腹膜炎、脉管炎、肾炎等；如风湿病处于慢性阶段，则可见到各种风湿性心瓣膜病的改变。

3. 实验室检查

可见白细胞计数轻度或中度增高，中性粒细胞稍增高，常有轻度贫血。尿中有少量蛋白、白细胞和红细胞。血清中抗链球菌溶血素"O"多在 500 单位以上。血沉多增快。

4. X 线检查

风湿病伴关节受累时，不一定都有阳性 X 线征。有的病人，其关节 X 线表现全无异常，有的病人则受累关节显示骨质疏松。有时风湿性心脏病病人的手部 X 线表现与类风湿关节炎的变化很相似，易出现掌骨头桡侧骨侵蚀而形成的钩状畸形。

（二）辨证分型

1. 热邪偏盛型

关节疼痛，活动不便，局部灼热红肿，痛不可触，得冷则舒，皮下结节或红斑，或发热恶风，汗出，口渴烦躁，小便黄赤，大便秘结，舌质红，苔黄或黄腻，脉滑数。治以清热利湿，祛风通络。

2. 寒湿偏盛型

关节酸痛，局部不红，遇寒加剧，得温痛减，或有低热，气短乏力，心悸怔忡，舌质淡，苔薄白，脉沉细。治以散寒除湿，养血祛风。

3. 气阴两虚型

关节屈伸不利，肌肉瘦削，腰膝酸软，神疲乏力，骨蒸劳热，心烦口干，舌质淡红，舌苔薄白或少津，脉沉细弱或细数。治以益气养阴，补益肝肾。

五、辨证施膳

（一）药膳原则

风湿性关节炎病人在配制药膳时，应遵循中医辨证论治的基本原则，采用虚者补之、实者泻之、寒者热之、热者寒之等法则。配膳时要根据"证"的阴阳、虚实、寒热，分别准备不同的药膳原料。一般而言，风（行）痹患者宜用葱、姜等辛温发散之品；寒（痛）痹患者宜用胡椒、干姜等湿热之品，而要忌食生冷；湿（着）痹患者宜用茯苓、薏苡仁等健脾祛湿之品；热痹患者一般有湿热之邪交织的病机，药膳宜采用黄豆芽、绿豆芽、丝瓜、冬瓜等食物，不宜吃羊肉及辛辣刺激性食物。

（二）常用药膳

1. 热邪偏盛型

（1）木瓜粥

【原料】木瓜 10g，薏苡仁 30g，粳米 30g。

【制法】木瓜与薏苡仁、粳米一起放入锅内，加冷水适量、武火煲沸后文火炖薏苡仁酥烂即可食用。喜甜食者可加入白糖 1 匙，宜每日或间日食用。

【功效】祛湿消肿，解热镇痛。

（2）竹叶酒

【原料】淡竹叶 30g，白酒 500g。

【制法】将淡竹叶剪碎装入纱布袋中，浸泡酒内，3 日后即可饮用。

【功效】祛风湿，畅心神。适宜于风湿热痹，关节热痛而心烦、尿黄赤者。

（3）薏苡仁丝瓜汤

【原料】薏苡仁 150g，薄荷 15g，豆豉 50g，丝瓜 100g。

【制法】将丝瓜切段入锅中，煸好待用，薏苡仁洗净加水浸泡，薄荷、豆豉同煮，去渣取煎汁待用。先将泡好的薏苡仁煮至七成熟时，再加入煸好的丝瓜及薄荷、豆豉煎汁，再继续煮至薏苡仁烂熟，加盐调味，即可食用。

【功效】薏苡仁性凉，味甘淡，可清热利湿；丝瓜性凉，味甘，可清热凉血、通络；薄荷、豆豉可清热解表。常空腹食之，对关节的红、肿、热、痛有缓解作用。

2. 寒湿偏盛型

（1）川乌粥

【原料】生川乌头 3～5g，粳米 30g，姜汁 10 滴，蜂蜜适量。

【制法】将乌头捣碎研为极细末，粳米煮粥，沸后加入川乌头末改文火慢煎，熟后加入生姜汁及蜂蜜搅匀，稍煮一二沸即可。宜温服。患者有热性疼痛，在发热期间忌服，孕妇忌服。本方不可与半夏、瓜蒌、贝母、白及、白蔹等中药同服。

【功效】祛寒止痛。

（2）胡椒根煲老母鸡

【原料】胡椒根 60g（鲜品 90g），老母鸡 1 只（500～750g），红枣 6 个。

【制法】先将老母鸡剖杀，去毛及内脏，洗净血污，斩成粗块备用；胡椒根洗净沙泥，斩成小段备用；红枣洗净去核。将老母鸡肉、胡椒根、红枣肉同放进砂锅内，加进适量清水，用武火煮开后，再用中火煲 1 个半小时，然后用食盐调味，待温分次饮汤吃鸡肉、红枣。

【功效】滋补气血，温散寒湿。

（3）眼镜蛇煲胡椒根汤

【原料】眼镜蛇肉（可连皮，但要去除蛇鳞）300g，胡椒根 60g（鲜品 90g），枸杞子 20g。

【制法】先将眼镜蛇剖杀，去头及内脏，洗净血污，斩小段备用；蛇胆则另用瓦碗装好；胡椒根洗净沙泥，斩小段备用；枸杞子洗净。将眼镜蛇肉、胡椒根、枸杞子同放砂锅内，加适量清水，用中火煲汤，约两个半小时便可。然后用盐调味，随量饮汤吃蛇肉、枸杞子。另外，可将瓦碗盛装的蛇胆，放在锅内隔水炖过，然后冲服，则效果更好。

【功效】祛风通络，散寒止痛。

（4）熟附子狗肉汤

【原料】鲜狗肉 150g，熟附子 10g，桂枝 9g，生姜 15g，红枣 6 个。

【制法】先将鲜狗肉洗净血污，斩块状备用；生姜洗净沙泥，去皮切成片状；桂枝、熟附子洗净；红枣洗净去核。然后用铁锅放油烧滚，下姜片和鲜狗肉，将狗肉炒至微黄赤，再将狗肉、生姜片铲起放进砂锅内，加进洗净的熟附子、桂枝、红枣肉和适量清水，先用武火煮开，再用文火煮两个半小时，至狗肉熟烂，口尝其汤无麻辣感为度。加食盐调味，待温随量饮汤吃肉。

【功效】祛风除湿，逐寒止痛。

3. 气阴两虚型

（1）芪菇黑鱼片

【原料】黑鱼 1 条（约 500g），黄芪 20g，香菇 20g，葱、姜、盐、酱油、料酒、味精、糖少许。

【制法】黑鱼去头及内脏等，切成薄片，加盐、葱、姜后上浆；黄芪水煎浓缩成 50mL；香菇泡软略煮。热锅中加油少许，将黑鱼片在油中煎熟，再加入黄芪浓汁、香菇及糖、葱、姜、盐、酱油、料酒，略煮收汁，起锅时稍加味精，作菜肴食用。

【功效】黑鱼味甘性寒、补脾益胃、养心益肾；黄芪补气；香菇补气健脾和胃。本药膳功效补气养阴，并含有丰富的蛋白质、人体必需的氨基酸及各种维生素。

（2）鸡丝烩豌豆

【原料】鸡肉 100g，嫩豌豆 150g。

【制法】将鸡肉切成细丝，用料酒、葱、姜、盐少许调汁浸好，淀粉加水调汁待用。把豌豆剥好洗净，将油熬热，放入盐，倒入豌豆略炒，再把鸡丝倒入，急炒几下，加肉汤或开水 50～100mL 焖烧 15 分钟，再加入淀粉汁，烩熟即成。佐餐食用，可常食。

【功效】补益气阴。

第二节　类风湿关节炎康复药膳

一、定义与概述

类风湿关节炎，是一种病因尚未明了的慢性全身性炎症性疾病，以慢性、对称性、多滑膜关节炎和关节外病变为主要临床表现，属于自身免疫炎性疾病。类风湿关节炎在中医学中属于"痹证"范畴。并且病程迁延，顽固难愈，病邪多深入骨骼，疼痛剧烈，以至关节畸形、废用，有别于一般痹证，称为"顽痹""尪痹"和"历节风"。类风湿关节炎至今尚无特效疗法，仍停留于对炎症及后遗症的治疗，临床疗效不确切，病程长久，缠绵难愈。

二、病因病机

（一）病因

1. 外因——感受外邪

感受风、寒、湿外邪是其发病的常见病因，早在《素问·痹论》就指出"风、寒、湿三气杂至，合而为痹也。各以其时重感于风寒湿之气也，其风气胜者为行痹，寒气胜者为痛痹，湿气胜者为着痹"，指出风、寒、湿邪为本病的基本病因及不同病邪之特点。

2. 内因——正气虚损，饮食不节

患者正气虚损，常因劳倦过度，或劳后汗出当风，或汗后用冷水淋浴，风寒湿邪乘虚入侵，痹阻气血经络，流注于经络、关节、肌肉引起本病。在五脏之中，肝、脾、肾对类风湿关节炎的发生尤为重要。脾虚不能化生气血，而脾阳虚弱，可逆而损及肾阳，肝肾同源，故痹证后期多为肝肾俱损，肝肾精亏，肾阳虚弱，不能濡养温煦筋骨，使筋挛骨弱而易遭受外邪侵袭或是留邪不去，此为发生类风湿关节炎的内在因素。另外，正气虚弱，不能推动气血运行，疾病过程中的代谢产物又可作为新的致病因素，如气滞血瘀、痰饮内停等，使疾病进一步发展。

饮食失调也是本病发生的重要原因。《素问·痹论》指出"饮食居处为其病本"，若饮食失宜，则引起脾胃虚弱，运化失司，痰浊内生，气机不利而致病。过食酸咸，可内伤肝肾而致历节病。筋脉失养，导致弛缓不用，骨失充养，以致骨痿软不能立。筋骨失养，痿软不用，导致类风湿关节炎发病。

（二）病机

1. 外邪入侵，瘀热互结

平乐正骨认为经络中的瘀热毒邪长期不能得到祛除是类风湿关节炎难以根治的原因。机体外感风热，与湿相并，或风寒湿痹，郁久化热，而致风湿热合邪，痹阻经络、关节为患。"趺阳脉浮而滑，滑则谷气实，浮则汗自出"，胃热胜而腠理开，故汗自出，汗出当风，风邪乘虚侵袭，日久蕴而化热，湿热交阻，壅遏于经脉，从而引发风湿热痹；或是由于素体脾气虚弱，运化失常，加之膏脂蕴积，酿生湿热，湿热内蕴，复感风邪，风与湿热相搏，流注经络关节，气血不得流通成类风湿关节炎。

2. 气机郁滞，瘀血内停

瘀血多被现代医家认为是类风湿关节炎发病期的重要致病因素。瘀血是机体运化失常所产生的病理产物，与脏腑功能减退有密切的关系。脾为后天之本、气血生化之源；肝主疏泄，调畅气机。肝脾受损，气机不畅，风寒湿热侵入血脉中，随血脉流窜，

阻碍津液气血的运行，则造成经脉瘀阻。由于瘀血留于筋骨关节，阻碍经脉通畅，使营卫失调，卫外不固，且瘀血不去，新血不生，组织失于濡养。另外，久病入络，经气不利，影响气血的运行，累及所络属脏腑以及循行部位的生理功能；而气血运行不畅，又是某一经络气滞、血瘀的主要成因，故经气不利，出现气滞血瘀证，易导致风湿病。

3. 运化失常，痰浊内阻

痹证迁延日久，邪痹经络，影响气血津液之流通，或正虚气血运行无力，均可导致气滞血瘀，津凝为痰，痰瘀气阻则关节逐渐肿大畸形，活动不利，屈伸不灵。风寒湿邪侵袭，血气凝结可致体内过量水液不得输化，停聚变生痰湿。此外，脾肾亏虚易致痰浊形成。脾胃主运化水湿，肾主水液，若脾气虚损，运化无力，若肾阳不足、气化无力，均可导致水液内停，聚而成痰，痰瘀内阻，痰邪阻碍经脉气血运行，郁滞气机升降出入，内外合邪而致病。

总之，本病的发生主要是由禀赋不足、正气虚损，又感外邪而引起脏腑功能失调、经络气血运行不畅的全身性综合病症。多属本虚标实、虚实夹杂之证，虚乃气血脏腑亏虚，实则风、湿、痰、瘀为患。

三、病理特征

1. 与多种因素相关但病因不明

类风湿关节炎的病因尚未完全明确。是一个与环境、细胞、病毒、遗传、性激素及神经精神状态等因素密切相关的疾病。

2. 诱因多但可查性差

寒冷、潮湿、疲劳、营养不良、创伤、精神因素等，常为本病的诱发因素，但多数患者发病前常无明显诱因可查。

3. 慢性、对称性、小关节发病

起病多由小关节对称性疼痛、活动障碍引起，逐渐有周围关节呈向心性向大关节发展。

4. 滑膜肉芽组织侵袭性增生

类风湿关节炎的最大病理特征是关节滑膜侵袭性增生，最后破坏滑膜，侵袭关节软骨，造成关节功能障碍而废用。

5. 病程长，迁延难愈，致残率高

本病早期发现容易，但规范有效及个体化治疗难度大，以致丧失早期治疗时机，随着疾病发展而更加难以治疗，病程漫长，以致最后关节软骨及滑膜破坏，关节功能残障。

四、诊断及辨证分型

（一）诊断

根据 2009 年最新类风湿关节炎诊断标准：

1. 受累关节数

一个中等、大关节（0 分）;2～10 个中等、大关节（1 分）;1～3 个小关节（2 分）;4～10 个小关节（3 分）；大于 10 个小关节（5 分）。

2. 血清学监测

RF 或抗 CCP 抗体均阴性（0 分）；至少 RF 和抗 CCP 抗体中一项弱阳性，检测值介于正常人上限水平的 1 倍到 3 倍之间（2 分）；RF 和抗 CCP 抗体至少 1 项强阳性，检测值高于正常人上限水平的 3 倍（3 分）。

3. 症状持续时间

小于 6 周（0 分），大于或等于 6 周（1 分）。

4. 急性期反应物检测

C 反应蛋白和血沉均正常（0 分）；C 反应蛋白或血沉异常（1 分）。

以上评分大于等于 6 分，类风湿关节炎诊断成立。

（二）鉴别诊断

本病尚须与下列疾病相鉴别，通过病史、疾病特点及实验室检查，不难鉴别。

1. 增生性关节炎

本病发病多在 40 岁以上，无全身疾病。关节局部多无红肿，以负重关节为常见，肌肉萎缩和关节畸形边缘呈唇样增生，血沉正常，RF 阴性。

2. 风湿性关节炎

风湿性关节炎起病急骤，有咽痛、发热和白细胞增高，以四肢大关节受累多见，常为游走性关节肿痛，关节症状消退后无永久性损害，常同时发生心肌炎，抗 O、抗链球菌激酶及抗透明质酸酶均为阳性，而 RF 阴性，水杨酸制剂疗效常迅速而显著。

3. 银屑病性关节炎

本病关节反应与类风湿关节炎相似，也常累及关节，但患者身体上可见到银屑病皮损。

4. 痛风

痛风早期症状与类风湿关节炎相似，尤其是小关节的炎性反应。但本病男性多发，且血尿酸含量明显增高，其发作多与饮食成分密切相关。

5. 混合性结缔组织病

本病临床症状与之相似，但有高滴定度颗粒型荧光抗核抗体、高滴度抗可溶性核糖核蛋白抗体阳性，而 Sm 抗体阴性。

（三）辨证分型

1. 寒湿入络型

关节肿痛，游走不定或痛有定处，遇寒加重，得热则减，关节屈伸不利或局部发凉，四肢关节深重，局部肌肤麻木不仁，全身畏寒怕冷，大便溏薄，小便清长。舌淡，苔白腻，脉象沉紧或沉缓。

2. 风邪偏盛型

肢体关节疼痛，游走不定，多见于腕、肘、踝、膝等关节，屈伸不利，或伴有恶寒、发热等表现，舌苔薄白，脉浮。

3. 肝肾两虚型

痹证日久不愈，骨节疼痛，筋脉拘急牵引，每因运动或天气变化时加重，形疲无力，头晕耳鸣，腰膝酸软无力，关节屈伸不利，甚则变形，日轻夜轻，舌质红，脉细。应治以祛风除湿，补益气血，滋养肝肾。

五、辨证施膳

（一）药膳原则

针对类风湿关节炎的病因病机，药膳原则应为祛风散寒、除湿止痛，或祛风除湿、温经通脉，或滋补肝肾、强筋壮骨。饮食调养对类风湿关节炎病人来说非常重要。首先，类风湿关节炎病人应选用高蛋白、高维生素及容易消化的食物，经过合理的营养搭配及适当的烹调，尽可能提高患者食欲，使患者饮食中的营养及能量能满足机体的需要。

其次，类风湿关节炎病人不宜食用对病情不利的食物和刺激性强的食品，如辣椒等，尤其是类风湿关节炎急性期的病人及阴虚火旺型病人最好忌用。糖类及脂肪也要少用，这是因为治疗类风湿关节炎常用糖皮质激素，导致糖代谢障碍，血糖增高，而脂类食物多黏腻，可使血脂升高，造成心脏、大脑的血管硬化，并且对脾胃功能也有一定损害。类风湿关节炎病人的食盐用量也应比正常人少，因为盐摄入过多会造成钠盐潴留。

另外，茶叶、咖啡、柑橘、奶制品也可能会使类风湿关节炎病人的症状加重。

（二）常用药膳

1. 寒湿入络型

（1）松节黄酒煮黑豆

【原料】松节 200～300g，黄酒 250g，黑大豆 1000g。

【制法】取松树骨砍碎成薄片或细条状，与洗净的黑豆一起倒入大砂锅内，加冷水浸泡半小时，用中火煮半小时许，至黑豆已熟，加黄酒 250g，再改用小火慢煮 1 小时，直至黑豆酥烂、汁水快干时离火。拣去松节片，将黑豆烘干或晒干，装瓶。

【功效】祛风散寒，除湿止痛。

（2）附片蒸羊肉

【原料】制附片 30g，鲜羊腿肉 1000g，肉清汤 250g，熟猪油 30g。

【制法】将羊肉煮熟，捞出，切成中等大小的肉块，附片洗净，与羊肉同放入大碗中，并放料酒、熟猪油、葱节、姜片、肉清汤，隔水蒸 3 小时。吃时撒上葱花、味精、胡椒粉即可。

【功效】蠲痹散寒，益气活血。

（3）羊骨木瓜酒

【原料】羊骨（油炙酥）10g，木瓜 9g，白术根 30g，桑枝 12g，五加皮 3g，当归 3g，天麻 3g，川牛膝 3g，红花 3g，川芎 3g，秦艽 2g，防风 2g，冰糖（捣碎）100g，白酒 1000g。

【制法】将上药同浸酒，密封浸泡 3 ～ 4 个月后即可服用。

【功效】温经蠲痹，强筋健骨。

2. 风邪偏盛型

（1）五加皮醪

【原料】五加皮 50g，糯米 500g，酒曲适量。

【制法】五加皮加水适量泡透，煎煮 30 分钟，取药液约 300mL，共取 2 次，再将药液与糯米同烧煮成干饭，待冷后加酒曲适量，拌匀，发酵成酒酿。

【功效】祛风除湿，温经通脉。

（2）防风薏苡仁煎

【原料】薏苡仁 30g，防风 10g。

【制法】薏苡仁洗净，与防风共煎，取药汁约 200mL。

【功效】散风除湿。每日 1 剂，1 次服完，连用 1 周，停 3 日后可再用。

3. 肝肾两虚型

（1）黑豆酒

【原料】黑豆 1000g，酒 10L。

【制法】将黑豆炒熟，趁热放入酒中盖严，浸泡 2 日，即可服用。

【功效】利水活血，祛风益肾。

（2）桑葚桑枝酒

【原料】新鲜桑葚 500g，新鲜桑枝 1000g，红糖 500g，白酒 1000g。

【制法】桑枝洗净切断，与桑葚、红糖同入酒中浸液，1 个月后即可服用。

【功效】补肝肾，利血脉，祛风湿。

（3）狗骨芍药酒

【原料】狗骨 1 具，黄羊角屑 30g，芍药 60g，白酒 1000g。

【制法】将狗骨酥炙，与黄羊角屑、芍药浸泡于白酒中，封固 7 日（秋冬日 14 日）即可饮用。

【功效】益肾强骨，祛风定痛。

（4）猪肉鳝鱼羹

【原料】黄鳝 250g，猪肉糜 100g，杜仲 15g。

【制法】杜仲水煎去渣取汁备用，黄鳝洗净，用开水略烫，刮去外皮上的黏物，切段。猪肉糜放油锅内煸炒，加水及杜仲汁，放入鳝鱼段及葱、姜、料酒，烧沸后改用文火煮至黄鳝酥烂，加醋、胡椒粉等调味，起锅，撒上香菜即可。

【功效】补肝肾，益气血，祛风通络。

（5）壮阳狗肉汤

【原料】狗肉 500g，菟丝子 10g，附片 3g，葱、姜各 10g。

【制法】狗肉整块下水焯透，捞出，切成 2cm×2cm 的小块，下锅用姜片煸炒，烹入绍酒，然后与包好的菟丝子、附片同入大砂锅内，以食盐、味精、葱调味，武火烧沸后，文火炖约 2 小时至肉熟烂，即可。

【功效】益肾壮阳，祛寒除湿。

第二十一章　痛风性关节炎康复药膳

一、定义与概述

痛风性关节炎是由于嘌呤代谢紊乱及（或）尿酸排泄减少致使尿酸盐沉积在关节囊、滑囊、软骨、骨质和其他组织中而引起病损及炎性反应的慢性关节炎，表现为局部不能忍受被单覆盖或周围震动，午夜足痛惊醒，痛如刀割或咬噬样。痛风性关节炎属中医学"热毒痹""历节病"等范畴。它多有遗传因素和家族因素，好发于40岁以上的男性，多见于拇趾的跖趾关节，也可发生于其他较大关节，尤其是踝部与足部关节。此病易与其他关节病变相混淆，导致病人长期盲目求医服药，久治不愈，严重者不仅引起关节疼痛、关节畸形、痛风石沉积，甚至发生肾衰竭。本病还常与动脉硬化、冠心病、脑血管意外并存，因此加强对痛风病的防治具有重要的意义。

二、病因病机

（一）病因

1. 外因

感受风、寒、湿、热之邪，侵入机体皮肉筋骨和关节。朱丹溪《丹溪心法》云："痛风者，大率因血受热，已自沸腾，其后或涉冷水，或立湿地，或扇取冷，或卧当风，寒凉外搏，热血得寒，寒浊凝滞，所以作痛。"风寒湿邪侵袭人体：居处或劳动环境寒冷潮湿，或涉水淋雨，或长期水下作业，或气候剧变等原因以致风寒湿邪侵袭人体而发病。风湿热邪侵袭人体：外感风热，与湿相并，导致风湿热合邪为患；或风寒湿邪侵袭人体，郁而化热，痹阻经络、关节而发病。

2. 内因

即先天禀赋不足和正气亏虚。《济生方》言："皆因体虚，腠理空疏，受风寒湿气而成痹也。"素体虚弱，或病后等气血不足，腠理空虚，卫气不固，外邪乘虚而入。痹证日久不愈，血脉瘀阻，津聚痰凝。由经络及脏腑，导致脏腑痹。劳倦过度，耗伤正气，或汗出当风，外邪乘虚而入，以致经络阻滞，气血运行不畅而成痹证。

3. 诱因

正虚邪侵，或邪滞经脉之时，复加过度劳累，七情所伤，内耗正气；或饮食不节，酗酒厚味，损伤脾胃，内生痰浊愈甚；或复感外伤，或手术，或关节损伤等。

（二）病机

1. 素体阳盛，脏腑积热

脏腑积热蕴毒是形成本病的内在根据，亦是外感邪气从阳化热的主要原因。正如《诸病源候论》所说："热毒气从脏腑出，攻于手足，手足则热，赤肿疼痛也。"因此，热毒痹是由素体阳盛，脏腑积热蕴毒，外感风寒湿邪，郁而化热，攻于骨节，留滞筋脉而成。

2. 湿热蕴结，流注骨节

湿热之形成，主要责之于脾胃。若素日过食醇酒厚味，辛辣肥甘，湿热内生，复感外邪，内外相引，湿热壅闭经络，留滞经脉，流注骨节，发为湿热痹。正如《金匮要略·中风历节病脉证并治》指出："趺阳脉浮而滑，滑则谷气实，浮则汗自出。"正是说明脾胃湿热，热蒸迫液，腠理开泄，汗出当风，或汗出入水后形成痛风。

3. 脾虚为本，湿浊为标

素体脾虚加之饮食不节，损伤脾胃，运化失调，酿生湿浊，外注皮肉关节，内留脏腑，发为本病。

4. 外邪侵袭

外邪留滞肌肉关节致气血不畅，经络不通，不通则痛，久则可致气血亏损，血热致瘀，络道阻塞，引起关节肿大、畸形及僵硬。

三、病理特征

1. 早期无症状，仅表现为血尿酸升高。

2. 发病突然，在急性关节炎发作消失后关节可完全恢复正常，亦不遗留功能损害，但可以反复发作。此期一般皮下痛风石形成，但无明显的肾脏病变如尿酸性肾病及肾结石形成，肾功能正常。

3. 容易损害肾功能，此期痛风性关节炎由于反复急性发作造成的损伤，使关节出现不同程度的骨破坏与功能障碍，形成慢性痛风性关节炎。可出现皮下痛风石，也可有尿酸性肾病及肾结石形成，肾功能可正常或轻度减退。

4. 晚期出现明显的关节畸形及功能障碍，皮下痛风石数量增多、体积增大，可以破溃出白色尿酸盐结晶。尿酸性肾病及肾结石有所发展，肾功能明显减退，可出现氮质血症及尿毒症。

5. 90% 以上发生在成年男性身上。

四、诊断及辨证分型

（一）诊断

临床一般参照 1977 年美国风湿病协会的拟诊标准：

（1）多为中老年肥胖男性，少数见于绝经后女性，男女之比为 20∶1。

（2）主要侵犯周围单一关节，常反复发作。首次发作多为第一跖趾关节，此后可累及跗、踝、膝、指、腕关节等，呈游走性。

（3）起病突然，关节红、肿、热、痛，活动受限，一天内达高峰，日轻夜重。

（4）反复发作，关节肥厚、畸形、僵硬。

（5）在耳郭、关节附近骨骼中、腱鞘、软骨内、皮下组织等处有可疑或证实的痛风结节。

（6）高尿酸血症，血尿酸大于 416μmol/L。

（7）发作可自行终止。

（8）对秋水仙碱治疗反应特别好。

（9）X 线摄片检查：关节附近的骨质中有不整齐的穿凿样圆形缺损。

（二）辨证分型

1. 湿热壅盛型

关节剧痛忽然发作，且多在夜间发作，关节红肿热痛，得冷则舒，痛不可触。可发热，大便秘结，小便黄赤，舌红，苔黄腻，脉弦数或滑数。治以清热利湿，宣痹通络。

2. 痰瘀痹阻型

日久不愈，反复发作，关节疼痛时轻时重，关节肿大，甚至强直畸形，皮下有痛风结节，舌淡体胖或有瘀斑，舌苔白腻，脉细涩。治以温阳通脉，豁痰行滞。

3. 脾虚湿盛型

关节肿胀，甚则关节周围水肿，局部酸麻疼痛，或见块垒硬结不红，足浮肿，胸脘痞闷，舌淡胖，苔白腻，脉弦滑。治以健脾益气，祛湿通痹。

五、辨证施膳

（一）药膳原则

药膳总以清热利湿、健脾祛湿、涤痰化瘀、宣痹通络为原则。饮食是痛风患者外源性嘌呤和尿酸的主要来源，尿酸主要是由饮食中核苷酸分解而来，约占体内总尿酸的 20%。对高尿酸血症而言，内源性代谢紊乱比外源性因素更重要。如果血尿酸高、嘌呤高，痛风就形成了一个反应链。因此得了痛风不能吃什么和能吃什么就相当重要，患者必须在治疗痛风的同时注意饮食。首先，应控制每天总热量的摄入，少吃碳水化合物、蔗糖、蜂蜜；同时，应限制蛋白质的摄入，多摄入牛奶、奶酪、脱脂奶粉和蛋类；多吃碱性食物，如蔬菜、马铃薯、水果等；平时应多喝白开水、茶水、矿泉水、汽水和果汁，不要喝浓茶、咖啡、可可等；避免饮酒，少吃辣椒、咖喱、胡椒、花椒、芥末、生姜等调料；忌食火锅。

（二）常用药膳

1. 湿热壅盛型

（1）土茯苓粥

【原料】土茯苓 10～30g，生薏苡仁 50g，粳米 50g。

【制法】先用粳米、生薏苡仁煮粥，再加入土茯苓（碾粉）混匀煮沸食用。

【功效】清热解毒，除湿通络。

（2）鲜茅根饮原料

【原料】鲜茅根（去心）30g，飞滑石 30g。

【用法】鲜茅根洗净后，用刀背轻轻敲扁，去除硬心；滑石用布包，两者一起放入保温杯中，以沸水冲泡 30 分钟，代茶饮。

【功效】清热解毒，利尿通淋。尤其适用于痛风合并肾结石。

（3）山慈菇蜜

【原料】山慈菇 5g，蜂蜜 1 勺。

【制法】山慈菇煎水，加蜂蜜 1 勺，调匀服，每日 1 剂。

【功效】解毒化痰，散结消肿。山慈菇含有秋水仙碱等成分，适用于湿热型急性痛风发作期。

2. 痰瘀痹阻型

（1）瓜葛红花酒

【原料】瓜蒌皮 25g，葛根 25g，红花 15g，延胡索 20g，桃仁 20g，丹参 30g，檀香 15g，高粱酒 800～1000mL。

【制法】将上药拣净装一大瓶内，加入高粱酒，泡 1 个月后取酒内服。每晚服用，每次 10mL，同时用此酒擦患处 1 次，连用 7～10 日。

【功效】化痰驱瘀，通络定痛。

（2）蚯蚓炒鸡子白

【原料】蚯蚓 3～5g，鸡蛋 3～4 枚。

【制法】将活蚯蚓先放盆内 2～3 天，使其排出体内泥垢，剖开洗净，切段，将鸡蛋清与蚯蚓同炒，盐调味。佐餐食用，3～5 日为一疗程。

【功效】涤痰化瘀，活血通络。

（3）桃仁粥

【原料】桃仁 15g，粳米 150g。

【制法】先将桃仁捣烂如泥，加水研汁，去渣，再入粳米煮粥，每日 1 剂。

【功效】活血祛瘀，通络止痛。适用于瘀血痰浊痹阻型痛风。

3. 脾虚湿盛型

（1）南瓜玉米糊

【原料】南瓜、玉米各适量。

【制法】南瓜去瓤洗净，切成薄片，放锅内加水煮沸，调入玉米粉适量，煮成稀糊状。

【功效】健脾除湿，适合肥胖痛风患者长期食用。

（2）赤豆薏苡仁粥

【原料】赤小豆 50g，薏苡仁 50g。

【制法】将两者熬粥服，每日 1 剂。

【功效】补益脾胃，利尿渗湿。有促进尿酸排出的作用。

（3）薯蓣薤白粥

【原料】生怀山药 100g，薤白 10g，粳米 50g，清半夏 30g，黄芪 30g，白糖适量。

【制法】先将米洗净，加入切细怀山药和洗净半夏、薤白，共煮，加入白糖后食用。

【功效】益气通阳，化痰除痹。适用于脾虚不运，痰浊内生而致气虚痰阻之痛风症。

（4）白芥莲子山药糕

【原料】白芥子粉 5g，莲子粉 100g，鲜怀山药 200g，陈皮丝 5g，红枣肉 200g。

【制法】先将怀山药去皮切片，再将枣肉捣碎，与莲子粉、白芥子粉、陈皮丝共和，加适量水，调和均匀，蒸糕作早餐用，每次 50 ～ 100g。

【功效】益气化痰通痹。用于脾胃气虚型痛风。

第二十二章　骨伤科常见合并症、并发症康复药膳

第一节　常见合并症康复药膳

一、合并冠心病康复药膳

冠心病是冠状动脉粥样硬化性心脏病的简称，或称缺血性心脏病，是中老年人最常见而且危害最大的心脏病。其主要临床表现为心前区常发生疼痛或压榨感，疼痛可向左肩或左上肢前内侧放射，多伴有面色苍白、胸闷憋气、呼吸困难等症状，一般历时 1 ～ 5 分钟，休息或含服硝酸甘油可迅速缓解。常因劳累、情绪激动、受寒、饱餐、吸烟等因素而诱发。根据冠状动脉粥样硬化的程度和临床表现，临床分为隐性冠心病、心绞痛、心肌梗死、心律失常及心力衰竭五种类型。

冠心病属中医"胸痹""真心痛""厥心痛""心悸"等病证的范畴。中医认为本病的发生多与寒邪内侵、饮食不当、情志失调、年老体虚等因素有关。发作期应及时抢救治疗，缓解期可酌情选用食疗进行调养，以减少发作。临床辨证主要分为寒凝心脉、痰浊闭阻、心气亏虚等证型。

常用药膳

1. 寒凝心脉型

（1）姜椒羊肉汤

【原料】生姜 30g，羊肉 200g，花椒 6g。

【制法】煮汤饮用。

【功效】散寒通脉。

（2）姜葱焖仔鸡

【原料】仔鸡 100g，甜米酒 30g，洋葱头 25g，食用油 20g，生姜 20g，酱油 30g。

【制法】上料入锅中微火焖约 30 分钟，待汁干加香油少许食用。

【功效】温经散寒，化滞通脉。

2. 痰浊闭阻型

怀山薏苡仁萝卜粥

【原料】大萝卜 1000g，薏苡仁 20g，怀山药 20g，大米 60g。

【制法】大萝卜煮熟绞取汁，与薏苡仁、怀山药、大米共熬粥，调味食用。

【功效】健脾化痰，散痹通脉。

3. 心气亏虚型

红参煲猪心

【原料】猪心 150g，红参 10g。

【制法】猪心洗净切块，入红参 10g，同煲汤食用。

【功效】补气养心。

二、合并高血压病康复药膳

高血压病，又称原发性高血压，以 40 岁以上的病人为多见。是一种由于中枢神经及体液系统功能紊乱，引起以动脉血压增高为主要临床表现的全身慢性疾病。按世界卫生组织对高血压的诊断标准，人体正常血压为收缩压 ≥ 140mmHg 和（或）舒张压 ≥ 90mmHg，即可诊断为高血压。收缩压在（140～159）mmHg 和（或）舒张压在（90～99）mmHg 之间为轻度高血压。多数病人无自觉症状，偶或体格检查时才发现，表现有头痛、头晕眼花、失眠、烦闷、乏力、记忆力下降。高血压病后期，常可并发心、脑、肾脏疾病。高血压病，中医典籍中常以"眩晕""头痛""中风"等病论述，其中以"眩晕"论述最多。临床辨证主要分为肝阳上亢型、肝肾阴虚型、阳气虚弱型、瘀血阻络型。

常用药膳

1. 肝阳上亢型

（1）海蜇拌菠菜

【原料】菠菜根 100g，海蜇皮 100g，香油、盐、味精适量。

【制法】先将海蜇皮洗净切丝，再用开水烫过，然后将用开水焯过的菠菜根与海蜇皮加调料同拌，即可食用。

【功效】平肝潜阳。

（2）绿豆粥

【原料】绿豆 50g，白米 50g。

【制法】先煮绿豆，放入少许碱、矾，至熟，再入米煮成粥，入糖食。

【功效】清肝泻火。

（3）海蜇荸荠汤

【原料】海蜇头 60g，荸荠 60g。

【制法】海蜇头漂洗去咸味，与荸荠共煮汤服。

【功效】清肝泻火，平肝潜阳。

（4）鲜芹菜榨汁

【原料】芹菜 250g。

【制法】芹菜沸水烫 2 分钟，切碎绞汁。

【功效】清肝泻火。

2. 肝肾阴虚型

（1）海参粥

【原料】海参 20g，白米 60g。

【制法】共煮粥调味食用。

【功效】滋肾补虚。

（2）发菜蚝豉粥

【原料】发菜 3g，蚝豉 60g，瘦猪肉 50g，大米 60g。

【制法】共煮粥调味食用。

【功效】养肝补肾。

（3）枸杞肉丝

【原料】枸杞子 100g，猪瘦肉 150g，熟青笋 50g，猪油 100g。

【制法】猪瘦肉切丝；青笋丝、枸杞子洗净待用。烧热锅，用冷油滑锅倒出，再放入猪油，将肉丝、笋丝同时下锅划散，烹黄酒，加白糖、酱油、盐、味精调味，再放入枸杞子翻炒几下，淋上麻油，起锅即成。佐餐食用。

【功效】养肝补肾。

3. 阳气虚弱型

（1）韭菜煮蛤蜊肉

【原料】韭菜 100g，蛤蜊肉 150g。

【制法】加水适量煮熟，调味服食。

【功效】温阳散寒。

（2）桂心粥

【原料】白米 100g，桂心末 7g。

【制法】先用白米煮粥，粥半熟入桂心末，再文火煲片刻，熟时趁热食用。

【功效】温阳散寒。

4. 瘀血阻络型

（1）桃仁莲藕汤

【原料】桃仁 10g，莲藕 250g。

【制法】将莲藕洗净切成小块，加清水适量煮汤，调味饮汤食莲藕。

【功效】活血化瘀。

（2）桃仁牛血汤

【原料】桃仁 10g，新鲜牛血 200g。

【制法】牛血切成块状，与桃仁加清水适量煲汤，食盐少许调味，饮汤食牛血。

【功效】活血化瘀。

三、合并糖尿病康复药膳

糖尿病是由于体内胰岛素绝对或相对不足而引起的以糖代谢紊乱为主的全身性疾病。本病的典型临床表现为多饮、多尿、多食，此外可伴见皮肤瘙痒，易生痈疖等。实验室检查以高血糖、糖尿、葡萄糖耐量降低及胰岛素释放试验异常为特征。长期发展可影响脏器的功能而引起多种并发症。糖尿病属中医"消渴"病的范畴。中医认为引起本病的原因主要有素体阴虚，饮食不节，或情志失调，劳欲过度等，以致肺燥胃热，肾阴亏损发为消渴。临床根据症状辨证分为燥火伤肺、胃燥津伤、肝肾阴虚、阴阳两虚等证型。

常用药膳

1. 燥火伤肺型

（1）菠菜银耳汤

【原料】菠菜根 100g，银耳 10g。

【制法】菠菜根洗净，银耳发泡，共煎汤服食。

【功效】滋阴润肺。

（2）清蒸茶鲫鱼

【原料】鲫鱼 500g，绿茶适量。

【制法】鲫鱼保留鱼鳞，洗净后腹内装满绿茶，放盘中，上蒸锅清蒸熟透即可。每日 1 次，淡食鱼肉。

【功效】滋阴润肺。

（3）止消渴速溶饮

【原料】鲜冬瓜皮、西瓜皮各 1000g，瓜蒌根 250g，白糖 500g。

【制法】鲜冬瓜皮、西瓜皮削去外层硬皮，切成薄片，瓜蒌根捣碎，先以冷水泡透后同放入锅内，加水适量，煮 1 小时，去渣，再以小火继续煎煮浓缩，至较稠黏将要干锅时停火，待温，加入干燥的白糖粉，把煎液吸净，拌匀，晒干，压碎，装瓶备用。每日数次，每次 10g，以沸水冲化，频频代茶饮服。

【功效】滋阴润肺。

（4）玉竹粥

【原料】玉竹 15 ～ 20g（鲜者用 30 ～ 60g），粳米 100g，冰糖少许。

【制法】先将新鲜肥玉竹洗净，去掉根须，切碎煎取浓汁后去渣，或用干玉竹煎汤去渣，入粳米，加水适量煮为稀粥，粥成后放入冰糖调味，稍煮一二沸即可。可作早晚餐食用。

【功效】滋阴润肺。

（5）蚌肉苦瓜汤

【原料】苦瓜 250g，蚌肉 100g。

【制法】将活蚌用清水养 2 日，去泥沙，取蚌肉洗净，与苦瓜同放锅内，加清水适量共煮汤，熟后调味即可。佐餐食用。

【功效】滋阴润肺。

2. 胃燥津伤型

（1）山药面

【原料】面粉 250g，山药粉 100g，豆粉 10g，鸡蛋 1 枚。

【制法】将面粉、山药粉、豆粉、鸡蛋和盐用水和好，揉成面团，按常法切成面条，下锅煮食。每日 1～2 次。

【功效】健脾益气，益胃生津。

（2）百合枇杷藕羹

【原料】鲜百合 30g，枇杷 30g，鲜藕 10g，桂花 2g。

【制法】藕切成片，枇杷去核，与鲜百合加水同煮，熟时用淀粉勾芡成羹。食用时调入桂花。可作早晚餐或作点心食用。

【功效】滋阴养胃生津。

（3）猪胰菠菜蛋羹

【原料】猪胰 1 个，鸡蛋 3 枚，菠菜 60g。

【制法】猪胰切成薄片备用，鸡蛋打入碗内拌匀，菠菜切碎备用。先将猪胰入锅煮熟，再把拌匀的蛋慢慢调入，呈蛋花样，加入切碎的菠菜，煮沸后加入葱、姜、食盐调味即成。佐餐食用，可常食。

【功效】滋阴养胃生津。

（4）葛根粉粥

【原料】葛根粉 30g，粳米 100g。

【制法】粳米加水适量武火煮沸，改文火再煮半小时加葛根粉拌匀，至米烂成粥即可。每日早晚服用。

【功效】健脾养胃生津。

3. 肝肾阴虚型

（1）一品山药饼

【原料】山药 500g，面粉 150g，胡桃仁、什锦果料、蜂蜜、猪油、水生粉各适量。

【制法】将山药去皮蒸熟，加面粉揉和，做成圆饼状，摆上胡桃仁、什锦果料，上屉蒸 20 分钟。蜂蜜、猪油加热，用水淀粉勾芡，再浇在圆饼上即成。可作点心服食。

【功效】滋补肝肾。

（2）甲鱼滋肾汤

【原料】甲鱼 1 只（500g 左右），枸杞子 30g，熟地黄 15g。

【制法】将甲鱼切块，加枸杞子、熟地黄、料酒和清水适量，先用武火烧开后改用文火煨炖至肉熟透即可。可佐餐食用或单食。

【功效】益肝补肾，滋阴生津。

（3）山药玉竹鸽肉汤

【原料】白鸽 1 只，怀山药 30g，玉竹 20g。

【制法】白鸽洗净入锅，加山药、玉竹、清水适量，煮至鸽肉烂熟后，放入食盐、味精调味即可。每日 1 次，食肉喝汤，可常服。

【功效】益肝补肾，滋阴生津。

4. 阴阳两虚型

（1）鲜奶玉露

【原料】牛奶 1000g，炸胡桃仁 40g，生胡桃仁 20g，粳米 50g。

【制法】粳米淘净，用水浸泡 1 小时，捞起沥干水分，将四物放在一起搅拌均匀，用小石磨磨细，再用细筛滤出细茸待用。锅内加水煮沸，将牛奶胡桃茸慢慢倒入锅内，边倒边搅拌，稍沸即成。早晚服食。

【功效】滋阴补阳。

（2）猪胰海参汤

【原料】海参 3 只，鸡蛋 1 个，猪胰 1 个，地肤子 10g，向日葵秆芯 10g。

【制法】将海参泡发，去内脏洗净切块，猪胰切片，鸡蛋打入盘中，打匀放入食盐，调入海参和猪胰，上屉蒸熟，出锅后倒入砂锅中，加水煎煮，煮沸后，将用纱布包好的地肤子和向日葵秆芯放入锅内同煮 40 分钟即可。可作辅食或作点心食用。

【功效】滋阴补阳

四、合并乙肝康复药膳

乙型病毒性肝炎是由乙型肝炎病毒（HBV）引起的一种世界性疾病。发展中国家发病率高，据统计，全世界无症状乙肝病毒携带者（HBsAg 携带者）超过 2.8 亿，我国约占 1.3 亿。多数无症状，1/3 出现肝损害的临床表现。目前我国有乙肝患者 3000 万。乙肝的特点为起病较缓，以亚临床型及慢性型较常见。无黄疸型 HBsAg 持续阳性者易慢性化。本病主要通过血液、母婴和性接触进行传播。乙肝疫苗的应用是预防和控制乙型肝炎的根本措施。

（一）常用药膳

1. 茵陈蒿粥

【原料】茵陈蒿 30g，大米 50g，白糖适量。

【制法】将茵陈择净，放入锅中，加水浸泡 5～10 分钟后，水煎取汁，加大米煮粥，待煮至粥熟时，调入白糖，再煮一二沸即成。

【功效】清热利湿，利胆退黄。适用于湿热黄疸，身黄、目黄、小便黄，小便不利，脘腹胀满，食欲不振等。

2. 金银花粥

【原料】金银花 50g，大米 150g。

【制法】先用水煎煮，取其浓汁，加入大米 150g，水 300mL，再煮为稀薄的粥。

【功效】清热解毒，利胆退黄。

3. 三仁粥

【原料】杏仁 15g，白蔻仁 10g，生薏苡仁 20g，粳米 150g。

【制法】用水煎煮，加入粳米 150g，煮为稀薄的粥。

【功效】清利湿热，宣畅气机。

（二）饮食注意

1. 忌辛辣

辛辣食品易引起消化道生湿化热，湿热夹杂，肝胆气机失调，消化功能减弱。故应避免食用辛辣之品。

2. 忌饮酒

酒精主要在肝脏内代谢，酒精可以使肝细胞的正常酶系统受到干扰破坏，所以直接损害肝细胞，使肝细胞坏死。患有急性或慢性活动期肝炎的病人，即使少量饮酒，也会使病情反复或发生变化。

3. 忌食加工食品

少吃罐装或瓶装的饮料、食品。这是由于罐装、瓶装的饮料、食品中往往加入防腐剂，对肝脏或多或少有毒性。

4. 忌乱用补品

膳食平衡是保持身体健康的基本条件，如滋补不当，脏腑功能失调，打破平衡，会影响健康。

5. 忌过多食用蛋白质

对于病情严重的肝炎病人来说，由于胃黏膜水肿、小肠绒毛变粗变短、胆汁分泌失调等，使人消化吸收功能降低。如果吃太多蛋、甲鱼、瘦肉等高蛋白食物，会引起消化不良和腹胀等病症。

6. 忌高铜饮食

肝功能不全时不能很好地调节体内铜的平衡，而铜易于在肝脏内积聚。研究表明，肝病患者的肝脏内铜的储存量是正常人的 5 ~ 10 倍，患胆汁性肝硬化患者的肝脏内铜的含量要比正常人高 60 ~ 80 倍。医学专家指出，肝脏内存铜过多，可导致肝细胞坏死，同时，体内铜过多，可引起肾衰竭。故肝病病人应少吃海蜇、乌贼、虾、螺类等含铜多的食品。

五、合并慢性肾衰竭康复药膳

慢性肾衰竭是指各种原因造成的慢性进行性肾实质损害，致使肾脏明显萎缩，不能维持其基本功能，临床出现以代谢产物潴留，水、电解质、酸碱平衡失调，全身各系统受累为主要表现的临床综合征，也称为尿毒症。

（一）药膳原则

要有合理的蛋白质摄入量。人体内的代谢产物主要来源于饮食中的蛋白质成分，因此，为了减轻残存的肾的工作负担，蛋白质摄入量必须和肾脏的排泄能力相适应。为了使摄入的蛋白质获得最大利用，不让其转化为能量消耗掉，在采取低蛋白质饮食的同时，还必须补充能量。

（二）常用药膳

1. 西瓜汁

【原料】西瓜、白糖适量。

【制法】新鲜成熟西瓜，绞汁，再加适量白糖。随意饮食。

【功效】清热解毒，生津利尿，对尿毒症病人有效，对各型水肿也有治疗作用。

2. 绿豆汤

【原料】绿豆衣或绿豆 60g，白糖适量。

【制法】将绿豆衣或绿豆煎汤，酌加适量白糖。

【功效】清热解毒。

3. 琼花虾仁汤

【原料】馄饨皮 100g，猪肉 200g，虾仁 200g，鸡蛋 2 枚，青菜 250g，红萝卜片少许，上汤 1 碗，豆粉，猪油，味精各适量。

【制法】将虾仁和猪肉剁碎，加入 1 只鸡蛋，下少许葱、盐、味精、生粉后拌匀，用馄饨皮包成一个个馄饨，将剩下的鸡蛋打散放在豆腐中，加味精、盐、生粉拌匀，倒入菜盘中，上面放红萝卜、青菜叶，隔水蒸熟。用锅煮 1 大碗水，加味精、盐，水沸后倒入馄饨，煮沸 10 分钟，再倒入菜盘中各物即成。

【功效】此汤有补肾壮阳、补充蛋白质之功。适用于慢性肾衰竭多尿期。

4. 玉米西瓜香蕉汤

【原料】玉米须 60g，西瓜皮 200g（干品 50g），香蕉 3 个，冰糖适量。

【制法】将玉米须、西瓜皮洗净，西瓜皮切块。香蕉剥去皮。将用料一齐放入砂煲内，加清水 4 碗，用文火煲至 1 碗，冰糖调味，分两次服用。

【功效】此汤有滋阴祛湿、利尿消肿之功。适用于慢性肾衰竭的肝肾阴虚夹湿证。症见肝肾阴虚表现外，尚有尿频尿痛、尿流不畅、舌苔根部黄腻等。

5. 薏苡仁鸡汤

【原料】鸡 2000g，薏苡仁 500g，清水 1500mL，生姜 20g，盐 0.5g，胡椒粉 3g，葱 15g，料酒 15g，味精 3g，党参适量。

【制法】将鸡去净毛及内脏，剁去脚爪，洗净，入沸水锅中余去血水洗净。

党参、薏苡仁洗净，生姜洗净拍破，葱洗净用整棵。砂锅加清水，放入鸡、薏苡仁、党参、精盐、生姜、葱、胡椒、料酒，置大火上烧开，打去浮沫，改用小火慢烧 2 小时左右，至鸡肉熟为度。从砂锅中拣出姜、葱不用，放入味精调味即成。

【功效】此菜汤鲜味美，肉质细嫩，薏苡仁香甜，有健脾和胃、化气利水之功效。适用于慢性肾炎、肾衰竭多尿期、水肿、风湿疼痛、虚劳羸瘦、泄泻、小便频等病证，常食之可以健身防癌。

6. 莲子龙须猪肉汤

【原料】莲子 40g，腐竹 100g，龙须菜 45g，猪瘦肉 100g，味精少许。

【制法】将腐竹、龙须菜水发后，切细，猪瘦肉洗净切片，同莲子共入锅中，加水适量煮汤调入味精即成。每日分两次服完，连用 20 ～ 30 日。

【功效】此汤富含蛋白质，有清热理肠、收摄蛋白、降压降脂之功。适用于肾衰竭多尿期和肾病引起的高血压、动脉硬化及肾癌等病证。

7. 海鲜豆腐汤

【原料】鱼片 200g，虾仁 150g，豆腐 3 块，菜心 150g，胡椒粉适量。

【制法】起油锅将豆腐爆过，捞起，鱼片、虾仁放于碗中加生油、盐、糖、味精、胡椒粉拌匀，煲适量清水，水滚时下鱼片、虾仁、豆腐，滚几滚后，下菜心。汤成加盐调味。

【功效】此汤富含蛋白质，有补肾益精之功。适用于慢性肾衰竭多尿期。

六、合并慢性胃炎康复药膳

慢性胃炎是一种以胃黏膜的非特异性慢性炎症为主要病理变化的慢性胃病。其发病率在各种胃病中居于首位，病程缓慢，呈长期反复发作。临床缺乏特异性症状，大部分患者以上腹部胀闷不舒或疼痛，伴食欲不振、嗳气、恶心等为主要表现。可分为慢性浅表性胃炎和慢性萎缩性胃炎，两者可同时存在。慢性胃炎主要由急性胃炎迁延不愈，刺激性食物和药物对胃黏膜强烈刺激，鼻腔、口腔、咽喉等部位的慢性感染病灶累及胃黏膜，以及免疫等因素所致，其病因迄今尚未明了。

慢性胃炎属中医"胃脘痛""痞证"等病证的范畴。中医认为本病或由嗜食辛辣，饮酒过度，脾胃受损；或长年服药，误中药毒，胃伤不复；或因劳倦过度，损伤脾胃；或因情志不和，肝气犯胃，以致脾胃功能失调而发为本病。临床辨证主要分为肝胃不和、脾胃虚寒、中焦湿困、胃阴不足等证型。

常用药膳

1. 肝胃不和型

（1）陈皮油淋鸡

【原料】公鸡 1 只（约 1500g），陈皮 20g。

【制法】清水 1000 ～ 1500mL，加入一半陈皮及姜、葱、花椒、盐少量，把洗净的鸡放入煮至六成熟，捞出。卤汁入锅，烧沸，再入鸡，用文火煮熟，捞出待用。锅内留卤汁少许，放入 10 ～ 30g 冰糖及少许味精、盐收成汁，涂抹在鸡表面。菜油入锅内，烧熟，另一半陈皮切丝炸酥。将鸡倒提，用热油反复淋烫至颜色红亮为度，再往鸡的表面抹上麻油，然后切成小块装盘，撒上炸酥的陈皮丝即成。佐餐食用。

【功效】疏肝和胃。

（2）二绿茶

【原料】绿萼梅 6g，绿茶 6g。

【制法】沸水冲泡 5 分钟即可。每日 1 剂，不拘时温服。

【功效】疏肝和胃。

（3）金橘饮

【原料】金橘 200g，白蔻仁 20g，白糖适量。

【制法】金橘加水用中火烧 5 分钟，再加入白蔻仁、白糖，用小火略煮片刻即可。每日 1 剂，或随意食之。

【功效】疏肝和胃。

（4）胡萝卜炒陈皮瘦肉丝

【原料】胡萝卜 200g，陈皮 10g，瘦猪肉 100g。

【制法】胡萝卜切丝，猪肉切丝后加盐、黄酒拌匀，陈皮浸泡至软切丝。先炒胡萝卜至成熟后出锅，再用油炒肉丝、陈皮 3 分钟，加入胡萝卜丝、少许盐、黄酒同炒至干，加水少量焖烧 3 ～ 5 分钟，撒入香葱即成。佐餐食用。

【功效】疏肝和胃。

2. 脾胃虚寒型

（1）菱角羹

【原料】菱角粉 50g。

【制法】将菱角粉加水打糊，放入沸水中熬熟即可。可作点心食之，食时加糖调味。

【功效】健脾益胃。

（2）丁香姜糖

【原料】白砂糖 50g，生姜末 30g，丁香粉 5g，香油适量。

【制法】白砂糖加少许水，放入砂锅，文火熬化，加生姜末、丁香粉调匀，继续熬至挑起不粘手为度。另备一大搪瓷盆，涂以香油，将熬的糖倒入摊平。稍冷后趁软切作 50 块。可随意食之。

【功效】健脾益胃，行气化滞。

（3）鸡内金饼

【原料】鸡内金 10g，红枣 30g，白术 10g，干姜 1g，面粉 500g，白糖 300g。

【制法】将鸡内金、红枣、白术、干姜同入锅内，加清水用文火煮 30 分钟，去渣留汁备用。将药汁倒入面粉，加白糖、发面，揉成面团，待发酵后，加碱适量，做成饼。将饼置于蒸笼上，武火蒸 15 分钟后即成。早晚作点心食用，可常食。

【功效】健脾消食，温胃散寒。

（4）鹌鹑汤

【原料】鹌鹑 1 只，党参 15g，怀山药 30g。

【制法】鹌鹑、党参、山药洗净后同放锅内，加清水 800mL，煮至鹌鹑熟即可。每日 1 次，去药渣，食鹌鹑饮汤。

【功效】健脾益胃，行气化滞。

（5）猪肚煨胡椒

【原料】猪肚 1 只，胡椒 9 ～ 15g。

【制法】将猪肚洗净，胡椒粉碎后放入猪肚内，用线扎紧猪肚口，文火煨炖，待猪肚熟后调味即可。每 2 ～ 3 日 1 只，饮汤食猪肚。

【功效】健脾益气，温胃散寒。

（6）丁香鸭

【原料】公丁香 5g，肉桂 5g，草豆蔻 5g，鸭子 1 只（约 1000g）。

【制法】鸭子洗净，公丁香、肉桂、草豆蔻用清水 3500mL 煎熬 2 次，每次 20 分钟，滤出汁，约 3000mL，将药汁倒入砂锅，放入鸭子，加葱、姜，用文火煮至七成熟，捞出晾凉。在锅中放卤汁，将鸭子入卤汁煮熟，捞出，卤汁中加冰糖 10g 及少许盐、味精，再放入鸭子，用文火边滚边浇卤汁，皮色红亮时捞出，抹麻油即成。鸭子切块装盘，佐餐食用，可常食。

【功效】温胃散寒。

3. 中焦湿困型

（1）参芪薏苡仁粥

【原料】党参 12g，黄芪 20g，炒薏苡仁 60g，粳米 60g。

【制法】将党参、黄芪、粳米、炒薏苡仁洗净，以冷水泡透。把全部用料一齐放入锅内，加适量清水，文火煮粥即可。作早晚餐食用。

【功效】健脾化湿。

（2）草蔻鲫鱼汤

【原料】鲫鱼 2 条，草豆蔻 6g，陈皮 3g，胡椒 3g，生姜 4 片。

【制法】将草豆蔻捣烂，放入洗净的鱼腹内，将鱼与陈皮、胡椒、生姜一齐放入锅，加清水适量，武火煮沸后，文火煮 1 小时，调味即成。佐餐食用。

【功效】健脾化湿。

（3）砂仁焖猪肚

【原料】猪肚 500g，砂仁 10g。

【制法】将猪肚反复漂洗干净，砂仁洗净，打碎。把砂仁放入猪肚内，起油锅，用生姜片爆香猪肚，加水煮沸，去沫调味，文火焖熟，最后下花椒、胡椒粉、葱花，略焖，去砂仁，猪肚切条即可食用。佐餐食用。

【功效】健脾化湿。

4. 胃阴不足型

（1）炒木须肉片

【原料】黄花菜干品 20g，黑木耳干品 10g，猪瘦肉 60g。

【制法】黑木耳用水浸泡洗净，黄花菜稍浸泡，滤干。猪瘦肉切薄片拍松，加细盐、黄酒拌匀。植物油 2 匙，用中火烧热油，倒入肉片稍炒断生，再倒入木耳、黄花菜同炒，加细盐、黄酒适量，炒出香味后，加淡肉汤或清汤半小碗，闷烧 8 分钟，撒上香葱，拌炒几下即可。佐餐食用

【功效】益胃养阴。

（2）牛奶山药糊

【原料】牛奶 250g，山药 30g，面粉 30g。

【制法】将山药去皮，洗净，切成丁状，用水适量，用文火炖煮，至汤浓后再加牛奶，调入面粉糊搅拌，煮至沸即成。每日 1 次，空腹为宜，1 次服完。

【功效】健脾益胃。

（3）麦门冬粥

【原料】麦门冬 30g，粳米 100g。

【制法】先用麦门冬煎汤，去渣取汁备用。将粳米淘洗干净，加水适量煮粥，待粥快好时，加入麦门冬汁及适量冰糖，调匀稍煮即可。作早晚餐食之，或可作点心食之。

【功效】益胃养阴。

（4）太子参炖鸡

【原料】鸡肉 90g，太子参 30g，怀山药 15g，生姜 3 片。

【制法】将鸡肉去肥油，洗净切块，太子参、怀山药、生姜洗净。把全部用料一齐放入炖盅内，加清水适量，文火隔水炖 1 ～ 2 小时，调味即成。饮汤食肉。

【功效】健脾益胃。

（5）白芍石斛瘦肉汤

【原料】猪瘦肉 250g，白芍 12g，石斛 12g，红枣 4 枚。

【制法】瘦猪肉切块，白芍、石斛、红枣（去核）洗净。把全部用料一齐放入锅内，加清水适量，武火煎沸后，文火煮 1 ～ 2 小时，调味即成。饮汤食肉。

【功效】健脾益胃养阴。

七、合并肺结核康复药膳

肺结核是由结核杆菌引起的一种常见的呼吸系统的慢性传染性疾病，其病程较长。临床表现主要有疲乏、午后低热、盗汗、消瘦、胃纳欠佳、面颊潮红等全身症状，并伴有咳嗽、咯血、胸痛、气急等。女子还可有月经不调现象。

肺结核属中医"肺痨"范畴。中医认为本病多因禀赋薄弱，起居不慎，忧思恼怒，酒色劳倦，耗伤气血津液，以致痨虫乘虚而入，发为本病。根据其主要临床表现，一般可分为阴虚肺热、阴虚火旺、气阴两虚及阴阳两虚等证型。

常用药膳

1. 阴虚肺热型

（1）苹果蜂蜜饮

【原料】苹果 500g，枸杞叶 100g，胡萝卜 300g，蜂蜜适量。

【制法】将上三物洗净，一同放入榨汁机内绞取汁液，再加冷开水与蜂蜜适量调味即成。每日 3 次，每次 30mL，连服 5 剂。

【功效】滋阴润肺。

（2）虫草乌鸡

【原料】苹果 500g，枸杞叶 100g，胡萝卜 300g，蜂蜜适量。

【制法】乌骨鸡 200g，冬虫夏草 10g，怀山药 30g。在砂锅中加水 1500mL，入乌骨鸡，旺火烧开，即下冬虫夏草、山药片，改用文火，1 小时后即可食用，食时加食盐、味精调味。佐餐食用。

【功效】滋阴润肺补虚。

（3）鸡蛋油

【原料】鸡蛋壳 5 ～ 6 个，鸡蛋黄 5 ～ 6 个。

【制法】将鸡蛋壳研细，加入蛋黄，搅和后置搪瓷（或陶器）锅内，于炭火上炒拌至焦黑，即有褐色油渗出，将油盛在盖碗内备用。每次服鸡蛋油 3 ～ 5 滴，饭前 1 小时服用。或把油盛入胶囊内，每次服 2 粒，每日 3 次。

【功效】滋阴润肺。

（4）燕窝银耳羹

【原料】燕窝 6g，银耳 9g，冰糖 20g。

【制法】将燕窝、银耳用温水泡发，去杂质，放入碗内，加入冰糖和适量清水，上笼用旺火蒸 10 ～ 15 分钟即可。每日早晚各 1 次，连食 10 ～ 15 日。

【功效】滋阴润肺。

（5）冰糖川贝

【原料】冰糖 25g，玉竹 15g，川贝 6 ～ 9g。

【制法】将川贝母打碎，与玉竹、冰糖一起放入容器中，加水适量，隔水炖服。每日 1 ～ 2 次，去药渣饮汤，连服 15 ～ 30 日。

【功效】滋阴润肺。

2. 阴虚火旺型

（1）雪梨保肺汤

【原料】雪梨 2 个，玉竹 10g，川贝母 10g，沙参 10g，猪里脊肉 60g。

【制法】雪梨去皮及核，切成骨牌块，同玉竹、沙参、川贝母、猪里脊肉一起炖汤，待肉烂熟加入味精、盐调味即可。每日 2 次，食梨及肉。

【功效】滋阴降火。

（2）藕梨蒸饼

【原料】生藕汁、大梨汁、白萝卜汁、鲜姜汁、蜂蜜、香油、面粉各 120g，川贝 18g。

【制法】将川贝研粉，与以上各物一起和匀，再置大瓷碗中，上笼用旺火蒸熟，做成红枣大小的丸子即可。每日早晚各 1 次，每次服食丸饼 3 个，连续食用至病愈。

【功效】滋阴降火。

（3）白木耳鸡蛋羹

【原料】白木耳 30g，鸡蛋 2 枚，冰糖 30g。

【制法】将白木耳用清水泡开洗净，放碗中，加冰糖、鸡蛋，隔水炖 30 ～ 60 分钟。每日早晨空腹食 1 次，可常服。

【功效】滋阴降火。

3. 气阴两虚型

（1）豆浆粥

【原料】黄豆浆 1500mL，糯米 100g。

【制法】用新鲜黄豆浆同糯米同煮成粥，粥成后加入冰糖适量调味即可。作早晚餐或作点心服食。

【功效】益气养阴。

（2）双参蜜耳饮

【原料】西洋参 10g，北沙参 15g，白木耳 10g。

【制法】白木耳水发后，放入西洋参、北沙参，一次加足水，武火烧热，文火慢炖，待汤稠时入蜂蜜调匀即可。可随意饮用。

【功效】益气养阴。

（3）滋阴鳖肉

【原料】鳖肉 250g，百部、地骨皮、黄芪各 15g，生地 20g。

【制法】将鳖肉切块，百部、地骨皮、黄芪、生地装入纱布袋中，封口。把鳖肉放入沸水锅中，撇去浮沫，加入药物和姜片、葱段、黄酒。先用武火煮沸后，改用文火炖煮 1 小时。去药袋，加食盐、味精调味，再煮一二沸即成。每日 1 次，佐餐食用，连食 7 ～ 10 日。

【功效】益气养阴。

（4）白果参鸡汤

【原料】老母鸡肉 200g，白果仁 50g，海参 20g。

【制法】将海参水发，白果仁先氽去白膜。将老母鸡肉切块，入姜、葱下锅，先炖至六成熟，加入海参、白果仁用文火再炖半小时，入盐、味精，即可食用。佐餐食用。

【功效】益气养阴。

4. 阴阳两虚型

（1）枸杞南枣鸡蛋汤

【原料】枸杞子 25 ～ 50g，南枣 6 ～ 8 个，鸡蛋 2 枚。

【制法】先将鸡蛋煮熟后剥去壳，再与枸杞子、南枣同煮 20 分钟即成。趁热吃蛋喝汤，每日或隔日 1 剂，分早晚服用，连用 1 个月。

【功效】温阳益阴。

（2）肺片火锅

【原料】猪肺 1 具，牛胫骨 500g，猪胫骨 500g，羊胫骨 500g，四川豆瓣 20g，豆豉 20g，江米甜酒 20g。

【制法】将猪肺灌水洗净，切成薄片，漂入清水中，勤换水，以肺片呈乳白色为度。将牛、羊、猪胫骨用清水漂洗干净，砸碎，放入开水中氽一下，再洗净，放入锅中，加入清水，武火煮沸，捞去浮沫，改用文火，慢慢吊出鲜味，捞去骨头弃置不用，即成火锅原汤。另取一铁锅置火上，下菜油烧热，入四川豆瓣、豆豉，炒匀，呈樱桃红色时，下生姜、大蒜，待出味后，掺进骨头汤，用大火烧开，放入江米甜酒、盐、冰糖、味精、花椒（随口味不同，量可多可少），将肺片在卤中涮吃，可佐餐食用。

【功效】健脾益胃，温阳益阴。

（3）霸王别姬

【原料】乌龟1个，鳖1只，母鸡1只，香菇20g。

【制法】乌龟排尿使尽（方法：将乌龟仰卧在高脚杯上，头对镜，不久即排尿；或者用猪鬃搔刺其鼻孔亦可使其排尿），除去甲骨；鳖、母鸡洗净入锅。加料酒、姜、葱、香菇和清水适量，先用武火煮沸去浮沫，再改用文火炖2小时入盐、味精调味即可。佐餐食用。

【功效】滋肾养阴，益气补虚。

（4）白果鸡丁

【原料】嫩鸡肉500～1000g，白果15g，鸡蛋2枚，鲜汤50g。

【制法】将鸡肉切成2cm×2cm左右的肉丁，放入砂锅内，用蛋清、盐、生粉拌和上浆。白果仁余去膜。烧热锅，放猪油500g，烧至油温六成热时，将鸡丁下锅炒散，再放白果炒匀，炒至鸡丁熟后，捞出沥去油。原锅内留猪油25g，投葱段开锅，随即烹黄酒，加鲜汤、盐、味精调味，再入鸡丁、白果仁，翻炒几下，用水淀粉勾芡，搅匀后淋上麻油，再翻炒几下，起锅装盘即可。佐餐食用。每5～7日食1次。

【功效】健脾补虚。

八、合并前列腺增生康复药膳

前列腺增生是老年男性常见的一种疾病，早期主要表现为排尿次数增多，尤其是夜尿多、排尿困难，后期可出现急性尿潴留、尿失禁、血尿，甚至因尿路梗阻而造成肾衰竭、酸中毒等。本病属于中医学"癃闭"范畴。其病位在膀胱，与三焦、肺、脾、肾、肝均有密切关系，多由湿热蕴结、瘀血阻滞和脾肾亏虚所致。临床辨证主要分为膀胱湿热、中气不足、肾阳虚衰、阴虚火旺和瘀血阻滞五个证型。

常用药膳

1.膀胱湿热型

（1）冬瓜薏苡仁汤

【原料】冬瓜350g，薏苡仁50g，白糖适量。

【制法】将冬瓜切成块，与薏苡仁煎汤，用糖调味。以汤代茶饮。

【功效】清热利湿。

（2）田螺通淋汤

【原料】田螺250g，鲜益母草125g，车前子125g。

【制法】将田螺去尾尖洗净，车前子布包，加水适量，共煮汤。代茶饮用。

【功效】清热利湿。

（3）茅根瘦肉汤

【原料】鲜茅根 150g，猪瘦肉 250g。

【制法】将猪瘦肉切成细丝，与茅根一起加水适量煮熟，酌加调料。分次喝汤吃肉，可常服。

【功效】清热利湿。

2. 中气不足型

（1）黄芪鲤鱼饮

【原料】生黄芪 60g，鲜鲤鱼 1 尾。

【制法】将鲤鱼去鳞、腮及内脏与黄芪同煮汤。饮汤吃鱼肉。

【功效】补中益气。

（2）大枣米粥

【原料】大枣 30g，粳米 100g，冰糖适量。

【制法】将大枣、粳米加水适量，煮至粥成，加入冰糖，搅拌均匀。空腹食用。

【功效】补中益气。

（3）薏苡仁药粥

【原料】党参 10g，薏苡仁 120g，黄芪 120g，生姜 12g，大枣 10g。

【制法】将党参、黄芪用布包，大枣以冷水泡透，与薏苡仁一起，置锅内，加水适量，用武火煎沸，下拍破的生姜，改用文火煨熬，至薏苡仁熟烂即成。去药包。趁热空腹食粥。

【功效】补中益气，健脾祛湿。

3. 肾阳虚衰型

（1）羊脊骨羹

【原料】羊脊骨 1 具，肉苁蓉 50g，荜茇 10g。

【制法】将羊脊骨捶碎，肉苁蓉洗净切片，与荜茇共煮，去渣取汁，加葱、姜、料酒、盐等调味，勾芡成羹。早晚分次食用。

【功效】补肾温阳。

（2）苁蓉羊肉粥

【原料】肉苁蓉 10g，精羊肉 60g，粳米 60g，葱白 2 根，生姜 3 片。

【制法】分别把羊肉、肉苁蓉洗净，切细。先煎肉苁蓉取汁，去渣，再用肉苁蓉汁与羊肉、粳米一同煎煮，粥成时调味即可。空腹服食。

【功效】补肾温阳。

4. 阴虚火旺型

（1）知地麻鸭

【原料】生地 30g，知母 20g，牛膝 20g，麻鸭 1 只（约 1000g）。

【制法】鸭子去毛、内脏、头、足，药物用纱布包好放入鸭腹内，置砂锅内，加水适量，用文火炖熟，调味。吃鸭肉饮汤。

【功效】滋阴降火。

（2）枸杞粥

【原料】鲜枸杞叶 60g，粳米 60g。

【制法】先将枸杞叶加水煎煮 2 次，取汁去渣，再加粳米一起煎煮成粥。早晚食用。

【功效】滋阴降火。

5. 瘀血阻滞型

（1）桃仁粥

【原料】核桃仁 50g，粳米 80g。

【制法】粳米煮粥，核桃仁去皮捣烂入粥内，文火煮数沸，见粥面有油即可，加红糖调味。早晚食用。

【功效】活血化瘀。

（2）癃闭茶

【原料】肉桂 40g，穿山甲 60g，蜂蜜适量。

【制法】将肉桂和穿山甲分别研成细粉和匀，用蜂蜜水冲。每次 3～5g，每日 2 次，代茶饮。

【功效】活血化瘀。

第二节　常见并发症康复药膳

一、并发失眠康复药膳

失眠是以不易入睡，睡后易醒，醒后不能再寐，时寐时醒，或彻夜不寐为其证候特点，并常伴有日间精神不振，反应迟钝，体倦乏力，甚则心烦懊恼，严重影响身心健康及工作、学习和生活。历代医家认为失眠的病因病机以七情内伤为主，其涉及的脏腑不外心、脾、肝、胆、肾，其病机总属营卫失和，阴阳失调为病之本，或阴虚不能纳阳，或阳盛不得入阴。

常用药膳

1. 百合粥

【原料】干百合 30g（新鲜者 60g），粳米 60g，红枣 10 粒，冰糖适量。

【制法】将上述原料文火煮粥，早晚服用。

【功效】养心安神，润肺止咳。

2. 酸枣仁粥

【原料】酸枣仁末 15g，粳米 100g。

【制法】先以粳米煮粥，临熟，下酸枣仁末再煮。

【功效】宁心安神。适用于心悸、失眠、多梦、心烦。

3. 夜交藤粥

【原料】夜交藤 60g，粳米 50g，大枣 2 枚，白糖适量。

【制法】取夜交藤用温水浸泡片刻，加清水 500g，煎取药汁约 300g，加粳米、白糖、大枣，再加水 200g 煎至粥稠，盖紧焖 5 分钟即可。

【功效】养血安神，祛风通络。

4. 玫瑰花烤羊心

【原料】鲜玫瑰花、羊心各 50g，食盐适量。

【制法】①将鲜玫瑰花 50g（或干品 15g）放入小铝锅中，加食盐、水煎煮 10 分钟，待冷备用。②将羊心洗净，切成块状，穿在烤签上边烤边蘸玫瑰盐水，反复在明火上炙烤，烤熟即成。

【功效】补心安神。

5. 栗子龙眼粥

【原料】栗子（去壳切碎）10 粒，龙眼肉 15g，粳米 50g。

【制法】文火煮粥，食时加糖调味。

【功效】补心安神，益肾壮腰。

二、并发便秘康复药膳

便秘，是多种疾病的一种症状，而不是一种病。对不同的病人来说，便秘有不同的含义。常见症状是排便次数明显减少，每 2～3 天或更长时间一次，无规律，粪质干硬，常伴有排便困难感。多由燥热内结、气机郁滞或津液不足，使大肠传导失职，大便艰难。

常用药膳

1. 绿豆粥

【原料】大米 250g，绿豆 150g，白砂糖 20g。

【制法】将大米用清水淘净，绿豆去杂质，用清水洗净。将绿豆放入锅中，加清水旺火烧滚，移小火焖烧 40 分钟左右，至绿豆酥烂时，放入大米用中火烧煮 30 分钟左右，煮至米粒开花，粥汤稠浓即成。冷却后，加冰糖拌和食用。

【功效】清热泻下。

2. 天花粉粥

【原料】天花粉、粳米各适量。

【制法】先取天花粉浸泡 15 分钟，文火煮 20 分钟，去渣取汁，再加入粳米煮粥。

【功效】清热生津。适用于热病伤津所致的精亏便秘。

3. 三仁粥

【原料】桃仁、海松子仁、郁李仁、粳米适量。

【制法】上三仁捣烂，和水滤取汁，入碎粳米少许，煮粥，空腹时服。

【功效】老人、虚人大便秘结者。

4. 黄芪粥

【原料】黄芪 10g，大米 100g，冰糖少许。

【制法】将黄芪择净，切为薄片，用冷水浸半小时，水煎取汁，共煎两次，二液合并，分为两份，每取 1 份同大米煮粥，待熟时调入白糖，再煮一二沸即成，每日 1 剂。

【功效】功效健脾补肺，益气升阳，固表止汗。适用于气虚便秘者。

三、并发下肢静脉血栓康复药膳

下肢静脉血栓是常见的周围血管疾病，下肢静脉血栓导致的静脉瓣膜功能不全及并发的肺栓塞严重危害病人劳动力及生命安全。本病的主要临床表现是一侧肢体突然肿胀，下肢静脉血栓形成，病人局部感到疼痛，行走时加剧，轻者仅在站立时有局部沉重感。

常用药膳

1. 黑木耳粥

【原料】黑木耳、大米各适量。

【制法】将大米用清水淘净。黑木耳去杂质，用清水洗净。将黑木耳切碎，待粥快熟时加入。

【功效】降血脂、抗血栓和抗血小板凝集。

2. 红枣芹菜粥

【原料】芹菜根、红枣、大米适量，

【制法】将大米用清水淘净加入大枣熬粥。芹菜根去杂质，用清水洗净。待粥快熟时将芹菜根加入。

【功效】降低血胆固醇。

四、并发腹胀康复药膳

腹胀，出《灵枢·玉版》《灵枢·水胀》等篇。即腹部胀大或胀满不适。可以是一种主观上的感觉，感到腹部的一部分或全腹部胀满，通常伴有相关的症状，如呕吐、腹泻、嗳气等；也可以是一种客观上的检查所见，发现腹部一部分或全腹部膨隆。腹胀是一种常见的消化系统症状，引起腹胀的原因主要有胃肠道胀气、各种原因所致的腹水、腹腔肿瘤等。

常用药膳

1. 山楂粥

【原料】鲜山楂、粳米适量。

【制法】鲜山楂切片，炒至棕黄色，每次取 10 ～ 15g，加温水浸泡片刻，煎取浓汁 150mL，再加水 300mL，入粳米 50g，白糖适量，煮至稠粥即可服食。

【功效】行气消食。

2. 三仙粥

【原料】焦麦芽 30g，焦山楂 10g，焦神曲 10g，粳米适量。

【制法】焦麦芽、焦山楂、焦神曲焙干，研细末待用。将大米用清水淘净加水熬粥，快熟时加入焦麦芽、焦山楂、焦神曲粉末即可服食。

【功效】健脾行气，消食化积。

3. 枣肉鸡内金饼

【原料】大枣肉 250g，生姜 30g，生内金 50 ～ 60g，面粉 500g，白糖适量。

【制法】先将生姜煎汤，枣肉捣烂，生鸡内金焙干研细末，共和入面，做成小饼，烘熟。

【功效】健脾化积。

4. 鲫鱼姜椒汤

【原料】鲫鱼一条，生姜 30g，胡椒 1g。

【制法】鲫鱼去鳞及内脏，姜切片与胡椒一同放入鱼肚内，加适量水炖熟，加少许盐，饮汤食鱼。

【功效】行气利水。

五、并发褥疮康复药膳

褥疮乃长期卧床不起的患者，由于躯体的重压与摩擦而引起的，以局限性浅表皮肤破损，疮口经久不愈为主要表现的慢性疮疡类疾病。是由于局部组织长期受压，发生持续缺血、缺氧、营养不良而致组织溃烂坏死。皮肤褥疮在康复治疗、护理中是一个普遍性的问题。

常用药膳

1. 十一方酒

【原料】三七、血竭、琥珀、生大黄、桃仁、红花、泽兰、归尾、乳香、川断、骨碎补、土鳖、杜仲、制马钱子、苏木、秦艽、自然铜、没药、七叶一枝花各适量。

【制法】上药放入酒 7500mL，浸泡 3 ～ 6 个月后备用。外用：药酒纱布填塞伤口，每日滴药酒 1 次。也可内服。当发现皮肤潮红时，将十一方酒 10mL 倒入手中用手掌按摩患处，每日二三次，局部有水疱形成者，用无菌注射器抽吸水疱内液后再涂擦十一方酒，每日二三次。如皮肤有溃疡、渗液，应立即用十一方酒纱布湿敷，每日三四次。

【功效】活血化瘀，消肿止痛，收敛防腐生肌。

2. 复方红花酒

【原料】红花 50g，黄芪 30g，白蔹 20g，75% 酒精 500mL

【制法】将红花、黄芪、白蔹放入 75% 酒精中浸泡密封 1 星期，滤去药渣，即可使用。

【功效】活血化瘀，消结止痛。主治褥疮形成。

3. 芎参花酒

【原料】川芎 10g，丹参 10g，红花 10g。

【制法】上药共研末置 50% 酒精 500mL 中密封浸泡一个月以上，滤出药液备用。

【功效】祛瘀活血、行气通络。主治褥疮。

4. 红当酒

【原料】红花 30g，当归尾 30g，50% 酒精 1000mL。

【制法】上两药浸入 50% 酒精 1000mL 中，浸泡 1 个月滤取清液备用。

【功效】活血祛瘀，通络止痛，消散瘀肿。主治褥疮。

附录1 常见药食禁忌一览表

常见食物	禁忌
大米	忌与蜂蜜同食，易导致胃痛
豆腐	①忌与蜂蜜同食，易致耳聋；②忌与菠菜一起煮（菠菜中的草酸与豆腐中的钙质会结合成不易溶解的草酸钙，易致结石症）
栗	不宜与杏仁同食
猪肉	①服降压药和降血脂药时不宜多食；②忌与鹌鹑同食，同食令人面黑；③忌与鸽肉、鲫鱼、虾同食，同食令人滞气；④忌与乌梅、桔梗、黄连、小荞麦同食，易使人脱发；⑤不宜与菱角、黄豆、蕨菜、桔梗、乌梅、百合、巴豆、大黄、黄连、苍术、芜荽同食；⑥服磺胺类药物时不宜多食；⑦与豆类同食易引起腹胀气滞
猪肝	①忌与雀、山鸡、鹌鹑肉同食；②与菜花同食可降低人体对微量元素的吸收；③忌与含大量维生素C的食品同食，会使维生素C失去原有的功效
猪心	忌与茱萸同食
猪肺	不宜与菱角、杏仁同食
羊肉	①有内热者不宜多食；②不宜与乳酪同食；③不宜与豆酱、醋同食；④不宜与荞麦同食；⑤服用中药半夏、菖蒲时忌食羊肉；⑥与南瓜同食致胸闷、腹胀；⑦忌与西瓜同食，会伤元气
牛肉	①与猪肉、白酒、韭菜、小蒜、生姜同食易致牙龈发炎；②不宜与牛膝、仙茅同用；③服氨茶碱时忌食牛肉；④忌红糖，同食致腹胀
鸭肉	①不宜与木耳、胡桃同食；②不宜与鳖肉同食，同食令人阴盛阳虚，水肿泄泻；③忌与鸡蛋同食，否则会伤及人体元气；④与栗子同食易中毒
驴肉	①忌荆芥；②不宜与猪肉同食，否则易致腹泻；③与金针菇相克，同食易诱发心痛
野鸡	不宜与猪肝、鲶鱼、鲫鱼、木耳、胡桃、荞麦同食
兔肉	①忌芹菜，同食会引起脱皮、脱发；②忌与小白菜同食，食后容易发生呕吐、腹泻
狗肉	①小儿忌多食；②忌与大蒜、商陆、杏仁同食；③不宜食用冷藏加工之品；④不宜与鲤鱼同食；⑤食后不宜饮茶；⑥忌绿豆，同食会中毒；⑦忌黄鳝，同食则死
鸡肉	①食时不应饮汤弃肉；②不宜与兔肉同食；③不宜与鲤鱼同食；④服用铁制剂时不宜食用；⑤与芥末同食会大伤元气；⑥忌芹菜，同食会伤元气；⑦忌糯米、玉米、李子
龟肉	不宜与猪肉、苋菜、瓜果、酒同食
火腿	与乳酸饮料同食，易致癌

常见食物	禁忌
鱼	①服用中药天门冬时不宜食用；②不宜与狗肉同食；③不宜与赤小豆同食；④不宜与麦冬、紫苏、龙骨、朱砂同食
虾	严禁同时服用大量维生素 C
鳖肉	①忌猪肉、兔肉、鸭蛋、苋菜；②忌与薄荷同煮；③忌与鸭肉同食，久食令人阴盛阳虚，水肿泄泻
鳝鱼	①忌狗血、狗肉，同食助热动风；②忌荆芥，同食令人吐血；③青色鳝鱼有毒，黄色无毒。有毒鳝鱼一次吃 250g，可致死
甲鱼	①忌苋菜，同食会中毒；②与芹菜同食可使蛋白质变性，影响营养吸收
鲤鱼	①与甘草同食会引起中毒；②忌茄子，同食肚子痛
鸡蛋	①不宜食用生鸡蛋；②不宜用豆浆冲鸡蛋食用；③服用氨茶碱类药物时不宜多食鸡蛋；④不宜偏食红皮鸡蛋；⑤不宜与鲤鱼同食；⑥茶叶煮鸡蛋：对胃有刺激作用，且不利于消化吸收；⑦鸡蛋忌糖精，同吃会中毒，重者死亡
牛奶	①易困倦者不宜饮用牛奶；②空腹时不宜饮用；③铅作业者不应饮用牛奶；④服用丹参片时不宜饮用牛奶；⑤与巧克力同食，易腹泻
蜂蜜	①不宜与生葱、莴苣同食，同食会腹胀、腹泻；②与豆腐相克，同食致耳聋
梨	①服用糖皮质激素后不宜食用；②服磺胺类药物和碳酸氢钠时不宜食用；③不宜与鹅肉、蟹同食；④不宜食后饮开水（易致腹泻）；⑤忌多吃；⑥忌与油腻、冷热之物杂食
荔枝	①不宜多食，尤其是儿童不宜大量食用。多吃可导致上火，引起体内糖代谢紊乱，造成"荔枝病"（即低血糖），轻者恶心、出汗、口渴、无力，重则头晕、昏迷等；②服维生素 K 时不宜食用；③不宜和动物肝脏同食；④不宜与胡萝卜及黄瓜同食；⑤服阿司匹林、异烟肼、布洛芬、退热净等药时不宜食用；⑥服苦味健胃药时不宜食用
枣	①腐烂变质的枣忌食用；②服用维生素 K 时禁忌食用；③不应和黄瓜或萝卜一起食用；④不应和动物肝脏同食；⑤不可与海鲜同食，否则令人腰腹疼痛；⑥不可与葱同食，否则令人脏腑不合、头胀；⑦服用退热净、布洛芬等药时禁忌食用；⑧服苦味健胃药及祛风健胃药时不应食用；⑨与虾肉同食易中毒
香蕉	①服用痢特灵、甲基苄肼、优降宁、苯乙肼时不宜食用；②服安体舒通、氨苯蝶啶和补钾药时不宜食用；③不宜空腹食用；④服红霉素、甲氰咪胍、灭滴灵时不宜食用；⑤不宜与白薯同食；⑥畏寒体弱和胃虚的人不适宜吃香蕉；⑦忌土豆，同食生雀斑；⑧与芋头同食导致腹泻
橘子	阴虚体质的人应少吃，以免"上焦火盛"
芒果	不宜与辛辣之物同吃，多吃对人的肾脏有害
杏	不能空腹吃，而且吃了杏子后不能马上再喝凉水，因为这样很容易导致腹泻。另外，新鲜杏子对患有胃溃疡和胃炎的人有害，最好不要食用
大蒜	与大葱同食易伤胃
小葱	忌与豆腐同食，豆腐中的钙与葱中的草酸，会结合成白色沉淀物——草酸钙，造成人体对钙的吸收困难
红薯	忌与柿子同食，会引起结石
人参	忌铁器；忌与萝卜同服

续表

常见食物	禁忌
熟地黄	忌与萝卜、葱白、薤白同食；忌铜器
何首乌	忌动物血、无鳞鱼、萝卜、葱、蒜及铁器
麦门冬	忌木耳
天门冬	忌鲤鱼
丹参、茯苓	忌醋
茄子	①过老的茄子不宜食，易引起中毒；②经期及脾胃虚寒者慎服；③茄子含有诱发过敏的成分，过敏体质者勿吃

附录2 常用药膳配方索引